向日葵再綻

／蔡南芳／

目錄

Epilogue

後記——過來人的溫柔提醒

推薦序一 我的小太陽

大學時期的南芳，就像一團亮眼的小太陽，一出現就帶著滿滿的熱情與笑臉，讓人忍不住想靠近。

獅子座的她有王者的驕傲，也有貓的柔軟。她可以咬牙面對現實的考驗，也能張開雙臂擁抱生命的美好，她總是用自己的方式，讓身邊的人感覺到世界很大、未來很好。

當她告訴我罹患乳癌的那一刻，我的心狠狠地揪了一下，但我沒有讓自己驚慌，因為我相信，她會帶著她一貫的堅定，去穿越這段黑暗。

果然，她真的做到了。不只是治癒了病，更是翻轉了這段生命經歷的意義，化作這本你現在手中握著的書。

這本書不只紀錄了南芳戰勝病痛的心情故事，更像是一封封寫給自己的信，書裡的每一句話，都是她最赤裸、最真實的分享。不是以勝利者的姿態講述，而是用一位經歷過人生低谷的角色，把恐懼、脆弱、勇敢、平靜、希望，層層剝開，真實地攤開在讀者面前，讓人從她的故事中，看見共鳴與力量。

她的文字乾淨卻有重量，細膩卻不矯情，這本書沒有任何煽情的語彙，卻能在不經意之間，讓你讀到眼眶微熱，讀到放下心裡那個一直逞強的自己。

南芳有著豐富多樣的興趣，無論是閱讀、藝術、烘焙，還是園藝、旅行，她總能在不同的領域找到滋養自己的能量。對她來說，生活不只是日常的累積，更是一場場自我探索的冒險，即使在病後的恢復期，她也從未停止學習，努力地生活，用心地愛，並且用行動證明：精彩的人生，是即使面對挑戰，仍不放棄對人事物的熱情與好奇。

這本書，適合每一個渴望理解生命韌性的人閱讀。它不只是關於乳癌，不只是抗癌的紀錄，而是一段讓人看見勇氣、感受到生命的故事。她的文字誠懇而真實，不論性別年齡，都能在裡面找到共鳴。

身為南芳的學姐跟數十年一路走來的朋友，能為本書寫序我很驕傲。她一直是帶給我溫暖跟活力的小太陽，願你也從她的故事裡，找到照亮自己的那一道陽光。

政大新聞系系友

林小安

推薦序 二 轉換心境，意外也精彩

人生總會遇到一些意外，有的是意外的驚喜，有的是意外的驚嚇，有的是意外的悲傷，但這些都僅是人生旅途上的一個頓號，心境的轉換非常重要，純看每個人如何去看待這個意外。

曾經有一位病人在遭遇乳癌時，從一開始的沮喪，到現在每每回診就跟我分享她到哪裡去旅遊、去哪裡看了甚麼、又遭遇到了甚麼事情，其中最讓我印象深刻的是她告訴我的一段話，她說：「許醫師，你告訴我要學習面對它、接受它、處理它、放下它；剛開始，我真的無法面對，因為你的鼓勵，我漸漸學會接受它、處理它，原本我還很擔心化療帶來的副作用，但是你又告訴我，現在化療藥物已經進步很多，副作用也少了很多，頭髮掉了會再長出來。沒想到是真的耶，我新長的頭髮是新穎的銀灰白，這是我一直很想擁有的髮色，我覺得這一切都是驚喜。我現在把每一天都當做是賺到的，到處去玩，到處去學習，到處去看看，這些是我以前所沒有辦法割捨去做到的，因為得到乳癌，遇到了你，聽了你的話，改變了我的一切。我現在盡力地去玩，因為我相信你們的團隊會把我照顧得很好。」

人生，可以過得很豐富很精彩，全存在於心境，心境有了，一切也就圓滿了。

希望藉由這本《向日葵再綻》，讓你從心境上去看待人生旅途上的意外，如何讓人生活得更色彩。

國軍左營總醫院　副院長
許聖德

自序

每位父母對新生兒最大的期待就是健健康康，我的老媽在艱苦的歲月裡盡其所能地照顧我，為我的健康打底，從小日日喝生雞蛋牛奶才去上學，好吃的食物都是留給我帶便當，長成少女時月月熬四物湯調理，我也不負期待，從來沒生過什麼病，連感冒都不太需要看醫生，頂多躺兩天吐完後便如常行動。萬萬沒料到，人到中年，卻被告知有惡性腫瘤，萬萬沒想過跟這個醫學名詞會產生連結，反省這麼多年來，就仗著以為鐵打的身體萬無一失，在江湖走跳，殊不知長期忽略漠視的結果是癌細胞蔓生。

當我在病床上忍著術後的痛楚時，心裡好想念在天上的老媽，但又暗暗慶幸還好老媽已仙逝，若是讓她瞧見我這麼虛弱的模樣，不知該有多著急心痛!!她一定會邊罵邊提著大包小包的食材，大煮特煮來餵飽她的女兒。身體髮膚、受之父母，沒照顧好健康使父母操心就是不孝，這也是我做了媽媽之後才深深體會。

每年有一萬多人確診乳癌，原本這個數字只是眾多醫學數據之一而已，直到自己成為其中一份子，才認真研究乳癌的分類、治療方法、各種副作用、國內外相關數據、存活率、死亡率等各種資料。聞癌色變、驚慌失措甚而尋求偏方是一般人對罹癌的反應，然而因為醫學發達，抗癌的技術與藥物日日更新，以往對較棘手的三陰性乳癌、HER2 陽性、HER2 弱陽性乳癌的患者都開發出新藥，更能解決難纏的癌細胞，故而懷抱希望、積極就醫，乳癌不是絕症。

猶記三總中醫科的研究助理梁明華告訴我，她訪問許多癌友發現，經常唉聲嘆氣、憂愁滿面的病患真的預後及存活率都較差，反而是樂觀積極、配合治療的病友有較好的數據表現。過往，罹癌的人第一時間往往是懷疑自己做了什麼壞事才遭上天懲罰，這種反應即使在二十一世紀還切切實實地存在，真的是這樣嗎？當然不是，罹癌是身體的反抗，對環境、對憂慮、對污染、對壓力、對憤怒等的反抗，絕不是遭報應或天譴，如果你曾有這樣的想法，願本書能抹去這樣消極的思考方式。

隨手記下治療期間的經歷與感受，一字一句都是觀照內在的痕跡，透過書寫，釐清自己的想要與缺乏，看清過往的無知與不足。大學好友昭蓉在癌末時曾有出書的心願卻未完成，既然我還有機會更應該把握時光，為在暗夜裡哭泣的人點亮一盞光。

這本書的時序前後橫跨了二〇二三年九月到二〇二五年春天，剛好是從秋季到春季，前段是治療與恢復期的忠實紀錄，後段是康復後的生活感想，從秋天的蕭瑟，冬季的了無生氣，又重回繁花似錦的春天，我已經可以笑著回看過去這段時光，因為身體與心靈又提升到另一個層次，中間遇上的諸多難以解釋的巧合、善意的引導、神奇的安排，要感謝上蒼的垂憐、先人的庇佑、家人的支持與身邊所有曾給予我良善正面關懷的朋友、同事、陌生人等，願我們一起健康快樂地活下去！

寫於二〇二五年春暖花開的碧湖畔

CHAPTER

1

當意外來敲門 ——
健康寶寶生病了

健檢查不出來？

回想某年在聯醫做乳房超音波，有收到複檢通知，進一步做乳房攝影，醫生卻說有個很小很小的鈣化點，但位置是無法進行穿刺的，醫生說定期追蹤就好，因為非常非常小，也無法再做什麼確認，久了便忘了。再加上新冠疫情，非必要不上醫院，而且兩年一次的健康檢查，都沒有再指明乳房有異狀，故未將此事掛記在心。

二〇二三年四月某日，突然想起多年未聯繫的好友昭蓉，傳了訊息給她，不多久就收到回訊，下班後通電話，那頭依然是中氣十足的聲音，她像沒事一樣說起斷聯這幾年忙於治療乳癌的過程，且農曆年前才發病危通知，在鬼門關前走一回，後來靠著意志力跟免疫細胞治療又撐下來。這通電話不知不覺講了一個多小時，幾乎都是她講述心情，怕她太累，便約好五月中南下探望她。

因為好友的緣故，五月初我特地抽時間參加巡迴醫療檢查，接受乳房攝影，也沒有接到健檢醫院判定有異狀的通知，當下雖鬆了一口氣，但洗澡時還是不斷反覆確認雙乳的狀況。

確診罹癌

活到五十歲，從來沒有自我檢查，昭蓉的經歷如當頭棒喝，一自摸就摸到右乳有硬塊，帶著焦慮告訴先生，他覺得我大驚小怪，「應該是心理作用吧！」於是這事情又拖了兩個多月，然而時不時總覺得右乳硬塊造成胸型不一樣，直到八月下旬，先生伸手一摸也覺得硬硬的，催促我趕快去檢查。

尋醫的過程很是曲折煎熬。聯醫忠孝院區的醫生看完超音波後，只說穿刺或直接手術，我雖簽了隔天穿刺，回家左思右想總覺得太衝動就去電取消。再去康寧醫院，外科黎慶福醫生說摸起來像是纖維瘤，要另約超音波，但要等到十月中，實在太久了。改去離家近的三軍總醫院內湖院區（以下簡稱三總），當日做超音波，放射科陳娉可（PINK）醫師告訴我不好的機率較大，建議要穿刺以便判定良惡，於是決定穿刺。等穿刺的前兩天，失眠至天明，盼望只是虛驚一場。

當日沒有找人陪，單槍匹馬去醫院穿刺，醫生下麻針時有點痛感，總共穿刺五次，除了最後一次有點痛外，其實整體感受還好，不過回家不多久，穿刺處還是黑青了。從穿刺到看報告整整一週，內心惴惴不安，日日都煎熬，雖強自鎮定，繼續日常行程，期待檢驗結果是良性的，不時幻想一切沒事，心存僥倖，但又恐懼萬一有事，到底該怎麼辦？於是刷網看了很多資訊，擬了一堆問題清單備用。

九月十二日，我才進診間坐下，許聖德醫生很冷靜地宣布是「癌」，而且腫瘤不小，接著在紙上畫圖告訴我怎麼治療，本來準備的問題清單竟然派上用場，我逐條確認，許醫生花了相當長的時間說明，簡言之，許醫生建議部分切除加一個多月的放療，等確認癌細胞種類後，再決定是否化療，當日約手術日期，這一天，健康寶寶獲得請領重大傷病卡的資格。

決定開刀

老實說，我擔心的點很多，許醫生太冷靜、又不認識我（這是什麼理由？），而且他沒有建議我全面切除，因為網路資料都說有復發率，全面切除可以降低復發率，可是他淡淡地說部分切跟全部切的復發率其實差不多……，此外，乳癌是長期治療戰，需要整個團隊支持。

要去找朱芯儀的主治醫生——台大乳癌中心的黃俊升嗎？一查網路掛號額滿，要賭網路名額是否釋出嗎？這跟我向來不愛排隊、人擠人的習慣相違，可是若與性命相關的話呢？這個決定實在難下啊！九月十五日，看門診前還跑去問土地公意見，祂的旨意是可以不急著開，先生認為不能拖，直接問許醫生要不要問 Second opinion？許醫生回答：「可以，但是一般建議穿完兩週內手術，避免癌細胞擴散。」他力勸我盡快開刀切除，於是我當場就簽了手術同意書。

九月十八日開刀，一邊準備入院用品，一邊還在想這個決定是對的嗎？

生平首度住院就開刀

沒有徹夜難眠，聽著恩雅的旋律，八點多就沉沉睡去，翌日清晨，手錶鬧鐘如常喚醒，起身小慢跑、做瑜珈到身體出汗沐浴，抗癌需要體力，一刻不能鬆懈。

我哥哥比預定時間還早來醫院陪伴，從小是健康寶寶的我，首次住院開刀就是切除乳癌，想想應該要讓他知道，姪女薇薇九月六日喜獲二寶，因月子中心探視規定嚴格也無法前往，只能暫以電話道賀。哥哥接到消息二話不說就來了，從薇薇生產、牙牙展店、嫂嫂復健、股票投資、子女教育等天南地北聊，著實舒緩術前緊繃情緒，非常感謝後頭厝的支持，讓我更有力量去面對生病。哥哥一路推我到手術房前，到了必須分開時，「哥，謝謝你……」話才出口卻已哽咽。

停看聽

如何選擇醫院？

由於穿刺到開刀建議不超過兩週，所以決定穿刺的醫院很重要，而一旦確診為惡性腫瘤，牽涉到後續的開刀、療程漫長（化療四到六次是基本數，放療十六至二十次是起碼的），會頻繁進出醫院，優先找離家近是最好的，其次找交通便利的方便往返。

關於乳癌的治療，不同期別、不同癌細胞的乳癌均有標準治療SOP及用藥，各醫院其實差別不大，更重要的是與主治醫生有良好溝通及醫病間互相信賴對方，而護理團隊也是主要照顧病人的人，在前階段檢查過程中便可覺察醫院的品質，身體夠疲憊了，與其花時間去排隊，不如多些時間在家休養。

從清晨等到十二點半，護理師終於通知準備手術，除非是第一台刀才可能準時開，之後的都要視前面的手術何時完成而定。在手術室門口有好多床都在等待，每個人都要身分確認。因為緊張而無法閉上雙眼，看著天花板的手術燈，聽著人員準備機器聲、感受暖暖的手術毯把我裹成繭，回想不起如何失去知覺的，等到再度有知覺就是聽見人聲，先生和哥哥推我回病房，感覺全身

停看聽　詐騙小插曲

詐騙無所不在，防詐騙也是我工作範圍之一，準備進手術室前，接到自稱戶政事務所人員來電說，有一位林美華拿我的委託書申請走了五份戶籍謄本，是否確有此事？我跟她說：雙證件都在我身上，那個是詐騙啦！對方還要繼續演，裝得很緊張的樣子說：「如果雙證件都在妳身上，那妳的證件被冒用了，這很嚴重喔，妳要……」換做平時，我可能會與詐騙方聊一陣子，見招拆招，可此時此刻實在無心再戰：「小姐！我現在心情很差耶，可以不要來煩我嗎?!」切掉電話，對著哥哥翻白眼到後頸，都什麼時候還來鬧場啊?!喔不！正向思考，這提醒我早點養好身體，回工作崗位要更用力打詐!!

沉沉的、重重的，為了不讓他們擔心，刻意動腳，勉力說：「我醒了。」先生才終於鬆口氣。

半夢半醒、半醒半夢，中間許醫生有前來探視、護理人員有進來量血壓，我一直沒有完全醒轉，護理師多次來問排尿沒，心裡想跟她說，本人自小綽號為「沙漠跳鼠」，不排尿很正常，但覺得不是開玩笑的時候，於是回答：「目前沒有尿意，如果起來的話應該會有尿啦……」，護理師頻頻催我去上廁所，只好勉強撐起還未全醒的身體去解尿，護理師確認我尿過了，才放心下班。一直等到手術翌日早上十點多，先生來病房時，我才算全醒，手術整整三十小時後終於可以喝水、吃壽司了。

手術後被切除的部位被紗布、彈力繃帶緊緊裹住，護理師送來止痛藥，叮囑我痛的時候可以吃，麻藥退去後，右胸的確有種難以形容的刺痛感，但又不是痛到像分娩那樣的痛楚，我忍著那刺痛，在病床上看劇、昏睡，從頭到尾只吃了大概兩次的止痛藥。下床走動、淋浴更衣都不需要麻煩別人，動作慢一點尚能獨力完成。

術後第三日，許醫生很早來換藥，他拆掉紗布跟彈力繃帶，用力地搓揉右胸到腋下，力道挺大的，忍不住問道：「需要這麼早拆開嗎？傷口不會裂開嗎？這……麼用力，真的好嗎？」許醫生的手沒有停下來，邊搓邊回：「一定要趕快拆紗布跟繃帶，讓妳開始運動，否則妳的手以後都舉不起來了！」繼而教我復健運動，他還趴在牆上示範雙手爬牆的動作，要求我每天做兩百次，一聽就昏了，忍不住抱怨：「不是才剛開完刀嗎？確定要

停看聽

住院須知

進了醫院就知道生病的人太多了，如果有單人房那真的太幸運，因為即使自費也不見得有病房。單人房無人打擾，有利休息，需自費；多人房，同住室友及其親友的習慣有可能影響彼此作息，但健保給付，端看個人評估哪種最適合。個人經驗是五次住院，兩次雙人房，其餘單人房，個人偏愛單人房，然是可遇不可求。與他人同住時，會戴耳機看平板，準備一副耳塞、眼罩睡覺，因為是共用廁所，每次如廁前後都用消毒水或含酒精紙巾擦拭過馬桶，雖然有點麻煩，可是治療期間身體抵抗力不如平常，故而更謹慎。

停看聽

復健運動

切除手術視個人情況也會部分或全部切除淋巴（淋巴廓清術），少了淋巴，手部跟肩膀均會受影響，所以要復健，最主要與常用的是「梳頭運動」與「爬牆運動」，兩者均可伸展胸壁、預防腋下緊繃感，傷口不用拆線即可啟動，至於每日做多少回，建議是少量多次，因為連續做完一百次很容易乏味，不如分早中晚各二十到三十次，較為輕鬆也容易持續。

開始嗎？」他認真地回：「一定要開始復健喔！之前有病人沒有執行復健，後來變成五十肩，想舉手都舉不起來了。」

許醫生告知我暫時不能出院！因為已安排會診甲狀腺、卵巢。許醫生說荷爾蒙不穩定最常影響的器官是甲狀腺、胰臟、卵巢，因此荷爾蒙陽性的乳癌患者也有可能見到這些器官發生問題，為了確認其他器官沒有癌細胞，必須要做更多的檢查。

早上才跟小寶視訊說媽媽晚上會在家裡等他放學，結果卻出不了院，說不沮喪太牽強。

不只如此，許醫生還提到：「體內有其他情況的話，可能需要先處理，我擔心會在化療時發作……」咦?!不是切除後再放療就解決了嗎？再也忍不住情緒，直接問：「醫生，你是不是覺得我要做化療的機率很高？」本來已經走到門外的許醫生轉身走回來床旁，深深吸口氣後解釋：「因為目前妳的各種檢測數值都在中間，所以百分之六十的機率要至少四次化療。」心口一緊，喉頭哽住，眼熱熱的，怎麼辦啊？老天爺啊！我到底該怎麼辦啊？悲傷歸悲傷，立刻轉念，既然已經住院，就好好把各種檢查做完，若有問題在醫院也好跟醫生商量，既來之，則安之。

昨晚亂轉電視剛好看到李四端訪問朱芯儀，她的抗乳癌經驗很紅，她說她最初的反應是跟身體道歉，沒有好好照顧自己，所以從此以後要以自己為中心。我想我應該生病很久了，健檢報告的紅字因為疫情也沒去追蹤，我也要大聲對我的身體道歉，輕忽了自己的健康，縱容壞情緒留在身體養癌，從此刻起，再也不敢輕忽怠慢了。

術後第四日，「早安，又是嶄新一天，今天也要拼戰到底喔！」視訊送大寶、小寶上學，意外留院的隔日，他們七點四十三分出家門，過往遲到當家常便飯，威脅打罵都沒辦法改善，能這樣順利送公子上學實屬罕見。

三總的乳癌病人在住院第一天就會有個管師來病房拜訪病人，個管師的工作是給予任何可能的協助，作為病患、醫生的橋梁，我的個管師是林莉淇，過去有豐富的一線護理經驗，她發現罹癌患者非常需要有人提供專業醫療護理知識，更需要定期心理精神的支持，所以向院方爭取設立乳癌支援中心，在她的邀請下，抱著反正待病房也閒閒，不如出去走走的態度去上乳癌術後講座，主題是術後運動與預防淋巴血腫。同梯中有開完三個月來複習的病友，也有即將要開刀先來預習的病患，齊聚一堂學習各種伸展淋巴的方式。講師也是個管師林莉淇在課程結束前補充：「來到這裡的每個人都有各自不同的情況、過去，但遇到這件事我們就是每天改變一點，慢慢去改變結果。」

術後第五日，完成了抽血、甲狀腺、子宮、卵巢、全身骨掃描的檢查後，許醫生看過各科報告的數據都沒有可疑的情況，才同意放我出院回家，先生來接我，雖然這五日天天都有見到面，可是還是覺得好像已經一輩子沒見面的感覺。住院期間接受許多陌生人協助，住院醫生、護理師自不待言，值得一提的是三總的勤務班長制度，他們的職務是到病房帶病人去各處檢查，三總內湖院區是比金馬戰備坑道還複雜的設計，無論去幾次都搞不清楚路線，每位勤務班長管轄專屬的科別與病房，所以他們非常熟悉負責的病房到各檢驗室的動線，有他們協助帶領，省去病患找路問路的時間，畢竟病患身體已經不適，若碰上迷路一定更沮喪。

其中有位三總退休護理師阿姨帶我去核醫中心做骨掃描，短短路程中非常開朗健談，「你看我也是癌症開刀兩次了，現在七十五歲了，還不是好好的，不要怕……」她教我秋冬怎麼用絲巾保護脖子，閒話家常一點都不像初識，她的分享讓我突然又多了些力量，正面的，暖暖的。另一位是推我進手術房的年輕小帥哥，很細心很溫柔，某次在公車上與他巧遇，本來想萍水相逢，需要打招呼嗎？他怎麼可能記得我呢？眼看他就要下車，還是鼓起勇氣開口致謝，他的確一副驚嚇樣，可能沒有路上被病患認出的經驗吧，管他的，此時不道謝更待何時？我們愉快道別，相信我跟他那天的心情都是輕鬆快樂的。

剛開完刀的前三個月，右乳沒有以前豐潤，更別提

停看聽 切除手術的副作用

網路上寫的切除手術副作用很多，實際體驗後本來最擔憂的是胸型改變，但後來反而覺得還好，有人是全部切除與重建同時完成，這種方式要評估的因素、風險、費用都更多，住院期間也會拉長（有患友是住一個月），我最後沒有選擇此種方式，而是採一步一腳印的傳統方式。許醫生沒有要求我自費達文西手術，他技術精湛，沒有留下明顯疤痕。

切除那側的手不要提重物（超過兩公斤），因為是慣用手（右手），所以改用左手執行動作，若真有重物改成拉行或請家人代勞，讓自己好好享受一段當貴婦的時光，也沒什麼不好。

彈性，下緣一片瘀青，是伸展運動過度嗎？術後內出血？熱敷又冰敷，冰敷又熱敷，擦活血膏也沒有改善，原來是有積血，回診時抽出一針管的血，搭配清淤的中藥，瘀青才慢慢消除。縱使右乳不太可能回到以前的姿態了，只要不復發、不移轉，這點瑕疵不重要，攬鏡自照淡淡憂傷微不足道，反而更警惕。

為了避免胡思亂想，也為了完成工作，沒有遵醫囑休息兩週，連進辦公室兩天，果然應付惱人的筆電、處理瑣碎業務，轉移注意力暫時忘了生病住院開刀這事。

CHAPTER

2

沒那麼簡單 ——
站在化療的十字路口

信仰是抗癌的核心關鍵之一，面對未知與不確定，求助老天是人類面對弱點的方式。上週六也就是出院第二天，先生陪同去行天宮，正好遇上祈安法會。請示恩主公可否就健康給籤指引，問的題目是「我可不可以不要化療而恢復健康呢？」結果抽到下下籤，晴空麗麗，內心悽悽，先生雙眼含淚仍極力勸慰，認為恩主公是提點要千萬小心，當時我是聽不進去的。

九月二十七日是回診日，會進行怎樣的療程就是這天宣布，籤詩浮上心頭，心情再度沉重到地心了。去三總的捷徑上，有座土地公廟正好有慶生祝壽活動，虔誠祈求土地公保佑檢查報告是正向的，臨走前被戲台丟出的糖果打到，這應該是土地公在拍拍我，加油打氣吧！

進入診間，許醫生只說先看傷口，他談笑風生抽血腫、敷料，護理師在旁邊聊天，「這樣抽完就少一個 CUP 了……」我苦笑：「CUP 不重要啦！」護理師還安慰我：「傷口恢復得很好，妳可以直接去做醫美囉，我有看過恢復不好的傷口，就是要再進一次開刀房……」謝謝妳，甜美可人的護理師，以直率的言語緩和了氣氛。

然後許醫生盯著電腦講述病理報告：「綜合臨床各種指標，骨掃描沒有證據顯示有其他疑似腫瘤，如果要化療就要自費，現在就是放療。」真的嗎？？？我擔心的指標全都往好的方向發展，而且不用承受掉頭髮傷元氣的化療？

我：「醫生，不考慮錢的因素，你會建議我化療嗎？」

許醫生：「不會啊，沒必要啊！」

我：「醫生，這些機器檢測的數據精準嗎？」

許醫生：「比起醫生自己摸準多囉，醫生摸大概三成，機器測高達九成。」

所以只要放療，只要放療，只要放療（講三次）。雖然放療也有副作用，但比起化療、打標靶，算是較溫和的療程。

我想起籤詩內容是先吉後凶，而種德可以逢凶化吉，想起這些年累積的負能量，忘了曾經陽光燦爛的自己，馬上報名參加愛心志工社陪伴罕病兒活動，不能再等退休才開始，把握當下每一次機會行善，善待他人就是善待自己。

百轉千回，好不容易傷口不再疼痛，彷彿一切都沒發生似地，速速到放射科報到，羅承翔醫師看了病歷，力勸我先化療再放療，理由是切除的腫瘤超過一公分，我不肯，當場力爭，講了各種聽來的、查來的不用化療也活得自在的案例，羅醫師不為所動地說：「我講真的，妳還很年輕，還有很長的人生要過，化療可以殺死潛藏在血液裡，連機器都看不見的微小癌細胞，臨床上能降低一半以上的復發率，假如妳現在是七、八十歲的話，我不會逼妳硬要做，但以妳的年紀、體況，我真的勸妳要多想一下。」羅醫師這番論述讓本來安定的心又波動了，羅醫師堅持要我再諮詢血液腫瘤科，不然就自費十六萬元將檢體送美國做基因檢測（以便確認我是屬於低復發移轉型，這樣可以不用化療），問題是該檢測要等幾週，萬一檢測的結果在中間值的話，又會陷入要不要化療的抉擇難題。

龍山寺的華陀仙師非常靈驗，我跟祂祈求老爸的健康，都有實現。日頭炎炎，心內寒寒，噙淚稟報面臨治療抉擇，藥師跟觀世音均聖筊表示可以不用化療也不會復發影響壽命，並且給了正面籤詩：最難的關已經過了，放寬心迎新生。

不過，先生對此籤解讀不同，他認為要聽醫生建議，因為醫生就是華陀派來的貴人，整個三總癌症團隊動員來勸進便是明證。羅醫師非常積極，先跟血液腫瘤科葉人華醫師說明情況，葉醫師又請個管師林小姐跟我解釋為何建議化療，協助我掛診，也就是說在十月初回診前，跨科間已經橫向溝通完成，非常有效率，等我到現場，連看血液腫瘤科、中醫科、外科等三科。

葉醫生採直球對決，笑瞇瞇地看了電腦上的病歷資料，「嘿嘿，妳想不化療就直接去放療啊（一副貓抓到老鼠的得意）？我的化療標準就是腫瘤超過一公分或淋巴移轉，這樣就是要做，才能殺死潛藏的癌細胞，避免復發移轉，不然妳就拿基因檢測報告來說服我不用化療，當然我也不能強迫病人一定要化療囉，但我會建議妳要做。」

我跟他講臨床數據想要賴皮也沒用，三十六計走為上策。

然後是中醫科林健蓉醫生，她很溫柔，但是語氣很堅定：「妳還年輕，有體力可以化療，而且現在的技術與照護不會讓妳這麼痛苦，頭髮掉了會再長，細胞也會再修復……」我還在尋思如何說服醫生時，她講出了最重要最關鍵的一句話：「打仗就是要求勝啊！不是求和，能求勝就要求勝！對不對？」一秒淚崩，軍人戰魂熊熊燃起，這幾年壓抑得不像自己，我為什麼要勉強，一退再退，讓癌症找上門?!於是回頭再找葉醫生：「拜託趁我沒改變心意前，趕快開住院單，免得我又反悔了……」

首次化療體驗

十月二十二日是預定住院接受化療的日子，第二次開刀是為了安裝人工血管，

停看聽

化療藥物種類多

關於化療的藥物種類滿多的，自行比較各方資料後簡單整理如下：

★**小紅莓**：健保給付，噁心嘔吐，心毒性（心臟衰竭），掉髮，副作用在前面，有多年臨床數據。

★**紫衫醇**：自費約兩萬元／次。神經麻痺手足症，掉髮，副作用在後面，也有很多人用。

★**微脂體小紅莓**：自費約四萬多／次，較不會掉髮，用肝臟代謝，但網路查此藥功效未定。

真的好難決定用哪種，來回跟葉醫生請教確認，因為比不出紫衫醇、微脂體小紅莓的強處，副作用不是一定有，發生的狀況嚴重性也因人而異，反正葉醫師說用小紅莓受不了的話就改用紫衫醇或微脂體小紅莓，那就這樣吧。

醫院來電通知排到病房就趕緊入住，沒有單人房也沒關係，詢問護理師才知原來不是沒有床，而是沒有護理人員可照顧病患，所以每個主治醫生的病人都要等。

很幸運地，這次排到第一台刀，也就是說可以準時開，早上七點就被推到開刀房。本來以為局部麻醉就好，但外科胡總醫師說要靜脈全身麻醉，跟開刀的全身麻醉不同（用肌肉鬆弛劑），我想應該是許醫師記得我怕痛吧，於是我又簽了全身麻醉同意書。

先生要顧小孩上學，因此獨自面對，第二次開刀顯然沒那麼緊張，前一晚連睡七小時。到開刀房的一路上遇到好心的班長們，他們年紀都比我大很多，還幫我推床、蓋熱毯、移位等，非常細心。在手術台上，麻醉科護士又重新術前說明，我也不知道哪根筋不對，問了：「你們怎麼確認病人睡著了？」「會叫你的名字啊！」「那我如果假裝睡著不回答咧……」「這……這不太可能吧，這對妳有什麼好處呢！」（全場一陣大笑，有一群烏鴉飛過）雖然問題呆，但手術房的氣氛緩和了不少。有位醫生拿了貼布要貼在腿部，預防電腦刀導電，他還事先加溫貼片，後來發現有點燙，就甩著貼片散熱，跟我說：「妳等一下喔，我怕燙到妳的腿。」感受到他真誠的用心，這一批年輕世代的醫護人員實在很棒！

本來想裝完人工血管後、直接打化療，趕快出院回家，但葉醫生全盤推翻，理由是裝血管後要觀察情況，因此要再等隔日才能施打化療，等等等啊，先生帶大寶、小寶出現在眼前，無預期，因為都晚上八點了，隔天要上學啊，嘴上雖然碎念，心情非常雀躍，抱抱我的寶貝兒子，別擔心，媽媽會打勝仗的。

跟我同房的是非常年輕的媽媽，從簾圍縫看見她戴著帽子，記得葉醫生曾說過會盡量安排類似患友在同房，比較能互相體諒。她比較早施打，化療的監測機器咻咻地響著，輕手躡腳地行動深怕吵到對方，沒想到她出院前主動來找我聊天，安撫我不要緊張，並提點注意事項。我也才知道原來她六年前第一次罹癌化療，當時女兒才出生不到一歲，等於是邊化療邊照顧女兒，先生在大陸工作，幸好娘家媽媽伸援手協助照顧外孫女，讓她得以喘息接受治療，不過六年後，在例行檢查中又發現〇．二公分的疑似鈣化，醫生強力建議再化療避免情況加劇，故而我們有緣同房。聽了她的分享，對罹癌更坦然了，非常感謝萍水相逢的她，卻願意分享經驗給我這個「新手」，心疼她年紀輕輕卻已經歷這麼多挑戰，也情不自禁地慶幸還好小孩都生完、也長大了，狀況相對簡單，只要專注治療。

她出院後，雙人病房只剩下我一人，後續也無人入住。傍晚護理師終於推來機器，接上人工血管，施打一次大概四小時吧，先是止吐的類固醇，然後是小紅莓，紅紅的藥劑緩緩從人工血管進入體內，很快便有倦意，沉沉睡去，護理師中間來了幾次吧，等到施打完，早已夜深人靜。網友分享，多喝水、快排尿，所以中途醒轉時，仍撐著身體推機器去廁所，果然名不虛傳，尿液變成粉紅色，馬上灌了一大瓶水，以免口乾舌燥，整晚就是尿尿、喝水。

隔日並沒有想吐的感覺，但沒胃口，喝牛奶、水果、小蘇打餅當早餐，有覺得虛虛的但不至於天旋地轉，還能走到隔壁的交誼廳裝水，到樓下去吃酸辣湯餃，酸酸辣辣的東西比較開胃。

停看聽 化療吃什麼？

化療期間因為抵抗力較低（白血球變少了），避免生食，像生魚片、優酪乳最好避免，正因為白血球變少，所以如何保住白血球是飲食關鍵，正常人的白血球約在四千至一萬間，太少太多都是有問題的。聽說有人化療後低到九百，被緊急送入醫院。沒有食慾是最大的問題，已經不是能吃什麼健康食物來補充身體，在這段期間，什麼能吃就盡量吃，炸雞排油膩膩嗎？剝掉外皮就可以，內裡的雞肉是豐富的蛋白質，炸雞排的香氣促進食慾，健康時愛美反倒極少吃，化療趁機吃個夠（OS：反正不吃也生病了，還管這麼多！（賭氣中））

酸辣湯麵（餃）也陪我渡過漫漫治療期，又酸又辣的重口味，不僅開胃，也正好抵禦冷冷的冬日，補滿能量與體力。布丁跟起司蛋糕是很棒的甜點，我會交替吃各種食物，避免重複造成味覺彈性疲乏。

我看了醫院給的飲食建議單，發現其實化療後吃的東西跟平時差不多，只是更強調攝取高蛋白，水煮蛋、豆腐、低脂牛奶、白肉等，臭豆腐、起司蛋糕、炸雞也不禁止喔！最高指導原則就是能吃就吃，少量多餐，個管師特別叮嚀，最好的營養來源還是原型食物，不要過度依賴營養品，所以坊間的癌症專用營養品是備用補充，一天最多一罐。

坊間有專為癌症製作的化療養生餐，對沒有與家人同住或不方便照顧的病友來說是另一種省事的選擇，但需要考量經費與是否合味口，訂越多餐單價就越便宜，先生要工作還要顧小孩，本來很緊張沒東西吃，曾考慮要訂化療餐，但想起吃月子餐，後兩週的餐點幾乎就重複到不想再吃，結果全進了老爸跟先生的肚子，決定住院時吃院內餐跟美食街的餐點，回家時就跟著家人一起吃，不特別額外準備，每一到兩天喝一瓶癌症專用的營養品，補充所需的營養。不過有個奶奶因為化療次數多，住院期長，她不想麻煩子女，訂了某家化療養生餐，吃得水潤水潤的，「我辛苦一輩子，趁機享受款待自己」，補充好體力勇敢繼續走下去。

營養品的品牌與口味很多，三總的個管師送了許多試用品，後來挑了最順口的品牌買了一箱，挑選時特別會去看蛋白質的含量，再佐以價格，選定自己需要的。個人經驗是，前幾次化療因為在調適中，胃口最差，比較需要營養品，另外，因為我仍然保持工作（每次療程完請休一週），處理業務耗神，有喝營養品的那天體力明顯好，不會有突然發冷空虛的感覺。

今天要出院了，兩天前打小紅莓，網路資訊、護理師說的各種副作用，並沒有全部發生，打小紅莓時有感冒的感覺所以就睡了，晚餐照吃。期間可以下床如廁，隔天出現食慾不振，醫院的餐實在吃不下，便去美食街吃番茄牛肉湯麵，熱湯果真有效，稀哩呼嚕就吃完一大碗，滿足地回房。葉醫生在確認我沒有心臟麻痺、還能正常對話後，才放我出院。

回到家看完韓劇《金秘書為何那樣》的大結局，早早休息，隔天食慾不振，淺淺的噁心，不致於吐出，像重感冒的樣子，餛飩麵只吃一半，家裡的床太舒服，一躺又昏迷三小時。漸漸地開始有不舒服的感覺，明明不想吃但還是要督促自己多少要進食，不然白血球太低，情況更慘烈，想吃起司蛋糕補充高蛋白，先生騎單車從成功路、內湖路到瑞光路到處找，終於買到艾媽咪的起司蛋糕，總算補到高蛋白了。

出院第二天早餐是草莓厚片與水煮蛋，食慾沒有上來，做點家事回去躺一下，趁晴日外出覓食，一直想去品嚐的布克湖義式坊拖兩年都沒去成（無奈小孩都不配合）。中午時分人潮不多，好整以暇地入座點玉米濃湯跟辣味雞肉紅醬麵，滿滿奶油味跟五大塊厚實的雞肉塊，雖然還是剩了三分之一的麵條，不過已經有進步了，體力精神均好轉。

巷口小吃店的臭豆腐炸得特好吃，也在此艱困時期發揮療癒功能，漢堡王的魚堡配雪碧，也能提供熱量，先生會用氣炸鍋做比較健康的炸雞、薯條來振奮士氣，為了讓骨髓裡盡快製造所需的白血球，不要打升白針（怕痛）、不要被醫院退貨（白血球不足，化療療程就要延後），為了早點完成剩下三次療程，一定要擁抱高蛋白！

平日少外食，在家休養期間，終於有機會嚐嚐住家附近的小館，湖光教會旁的「P.Ming 泰式廚坊」、文德路巷內的「布克湖義式料理」、江南街的「小南亭創意居酒屋」等，感謝大廚的好手藝，喚醒食慾，為我灌注滿滿的元氣繼續作戰。

化療前接了公司一場教育訓練的演講，剛好是療程完第七天，結束後是中午，聖嬰暖冬彷彿初夏，散步回公司已覺疲累，果然晚上就發作，前晚肚子已經不舒服，隱隱作痛，麻油雞更雪上加霜，夜裡痛不成眠，從胃部到下腹翻攪刺痛，半醒半夢、半夢半醒。求助個管師林莉淇小姐的建議是避麻油、少澱粉、湯水、甜點，飯後先坐半小時，不要立刻躺床上。

白血球掉下去了

化療後首次回診抽血，葉醫師看了報告：「嗯，真的掉下去了……不過這是正常的，會再升上去。」我的白血球是兩千三，真的太少了點，「那我開個升白針給妳打，好吧？」（升白針可以促進骨髓釋放白血球）雖然葉醫師是詢問句，不過病人有選擇說不要的空間嗎？當然乖乖打啊！

帶著透明小小一瓶（七十五毫克）藥劑找護理師，「妳要打肚子？還是手臂？」從沒打過肚子，想了都痛，「還是打手臂吧。」真的打下去時，其實也還好，因為是皮下注射，沒有什麼痛感。隔日，精神明顯更好了，也沒有全身痠痛，可能是低劑量的緣故（還有長效升白針，打那種聽說比較會痛）。

三總的病床要當日才確定，醫生開立的住院同意書只能參考，必須有病床、白血球數量夠，滿足這兩大要件才可能進行療程，病床非我能控制，白血球是可以靠努力的，滴雞精、豆漿、豆腐、雞肉、牛肉、起司蛋糕等，補好補滿，再加點柔軟操、深蹲等，「老天爺啊！求您讓我的血液充滿白血球應戰吧！」

排到單人病房了，耶！雖然自費，自在無價！52211 床是一間有小會客室的單人房，更隱密，窗景也寬闊多了。五十九公斤，體重沒有增加，一百六十八公分，身高縮水了（兩個月少兩公分，增加快三公斤，只能等之後再來調整，哭哭……），白血球六千七百多過關，葉醫師准第二次療程。

追韓劇果然放鬆情緒，《浪漫醫生金師傅》的第一集實在太好看，邊追邊打，就睡著了，據護理師說，每次換藥劑跟我確認，我都有回應，是嗎？怎麼全無印象？吃點水果、果汁又繼續睡，隔天早上還是沒啥胃口，吞點小蘇打餅乾，醫生來問我要續留嗎？既然這麼多人排病床，趕緊出院回家休息，蘇醫生很貼心讓我先帶小白針回家，週一上午直接找護理師，就不用排門診了（這樣提早幾天打小白針，讓白血球不要掉太多，以免體力不濟）。

第二次療程有第一次的經驗參考，入院前提早吃麩醯胺酸（Glutamine，一種氨基酸，前三天、當日、後三天各服用一包，粉末狀可沖水當飲料，哈密瓜口味甜甜的），噁心、嘔吐感果然減少很多。第三天早上我就期期艾艾地跟先生說：「如果晚上想吃酸辣湯餃會很過分嗎？」先生當然二話不說允諾：「難得妳主動有胃口指定想吃的東西喔……」早知道麩醯胺酸那麼有效，就該早點服用，不用硬撐。

青絲如煙

首次化療後第十六天，髮絲開始一把一把脫落，輕輕一梳便一把，兩天內頭頂禿了一塊，一向以豐厚髮量自豪的我也嘆息，一邊撿拾成坨的落髮，一邊放聲大哭（這跟網路上看到前輩分享的經驗一模一樣，明明知道會發生，但真的發生時，還是止不住的驚嚇與哀痛……）！

十一月十一日，早已允諾出席同事的婚禮，一時租不到假髮，拿醫院贈送的頭巾罩住頭，意外跟湖水藍洋裝搭配，夾上先生從日本帶回的珍珠耳環，看起來還不錯（神似戴珍珠耳環的少女？），高高興興赴宴了，寒舍艾美的婚禮溫馨華麗，新人亮麗出色，看到新娘父親牽著女兒進場交給新郎，熱淚盈眶（這是必哭橋段啊！），許多往昔的畫面浮現，人生啊，生老病死，喜怒哀樂交織。

停看聽 化療副作用

除了白血球變少，掉髮是絕大多數乳癌患者的痛點，有人甚至為了不掉髮寧可尋求偏方，也不願治療，也有人想賭一把，不願意化療，雖說醫療自主權，的確有案例沒治療也活得好好的，可是更多的是延誤時機，使病情加劇。

其實真正頂上無毛的時間很短暫，化療全部結束後，頭髮就會開始生長，像稀稀疏疏的胎毛，到完全長好成形可能一到兩年，中間過渡期，選適合的假髮、帽子、頭巾打扮自己，有些年輕女生把每次出門都當作參加選美，從頭到尾仔細穿搭，看起來一點都不像生病，積極面對，是值得喝采的態度。

與新郎新娘合影留念後，終於完成婚禮使命，與先生一起散步去找熟識的髮型設計師，先生率先剃了一．八公分的平頭，然後換我，該面對就面對吧，鏡中倒映一縷一縷掉落的髮絲，本來設計師還要留一些（怕我無法負荷），長痛不如短痛，「就剃掉，不要留！」沒幾分鐘，豪邁的會長頭（韓劇《造后者》的金會長）誕生了。兒子們說很像電影《黑豹》第二集的女

停看聽

掉髮如何長得快？

本來這個問題很困擾我，後來轉念就放下了（太多事要操心，操心就是病源，不能再被枝微末節卡著）。醫院借的假髮陪我三個月，外出就是上班、回診，假髮需求少。也曾考慮去癌症希望協會借一項來替換，不過離家遠還要預約，也就作罷。因緣際會選到一項真人的長髮，順勢長髮示人到夏天。

比起外在造型，更在乎的是真的頭髮何時長好，配戴假髮太久好像會延緩頭髮生長速度，尤其是頭頂部分，所以能不戴就盡量不要配戴，讓頭皮自由呼吸。每天都洗洗頭，搓搓頭皮，並且吹乾。

主角（哪位啊？），上網查了她是位非裔的女士，好吧，我想兒子們想表達的應該是不難看啦。

沒有選擇就是最好的選擇，三總有提供假髮租借服務，但選擇不多，癌症希望協會也有，但是要預約，我實在懶得跑遠，就近在三總吧，個管師挑了兩頂假髮，排除一頂戴起來像瘋女十八年的造型後，只有這頂微捲、瀏海分線完全不同邊的

個管師曾經介紹一個洗髮配方，我沒嘗試過，不過據說有患者用了此配方長出的頭髮又黑又密，一併紀錄供參考：

「側柏葉粉＋生薑粉＋何首烏粉（各兩奶粉匙），佐以兩百到三百毫升清水，煮沸到變濃稠狀，塗抹全頭，蓋上熱毛巾十分鐘後洗淨，建議洗澡時用。」

兩到三個月修剪頭髮是必要的，新髮雜亂無章，卻因為太珍惜而不願修剪的心態不要太久，找個可以配合且手藝好的設計師，定期修剪，比較能快一點長出好看的形狀。可以配戴髮帶或耳環轉移（自己跟外人）注意力，我就選了幾副耳環搭配衣服輪流替換，這段等髮歲月，盡量開心漂亮。

淡咖啡假髮了，跟中規中矩的直髮截然不同，偏向日韓可愛風，儘管看起來總覺得哪裡怪怪的，既然是短暫使用，就放開心胸接受吧。

秋日動刀、冬初剃髮，戴假髮免夏暑的悶熱，這是一幸。醫生口中最不重要的副作用實際走過，真的沒那麼嚴重，心理調適好即可自在度日，關注的重點反而是如何補充高蛋白，如何飲食調味免噁心嘔吐，勤擦保濕維持皮膚滋潤等更具體重要的事情。

從來沒想過在假髮上花錢，小年夜在台中婆家附近隨便逛，無預期敗了一頂，重返十八歲。多年來我一直重複做相同的夢，夢中自己又回到長髮飄揚的青春年華。試了兩頂均為黑髮，其中一頂特價兩萬五千元，混和絲（真人與人造髮各半），本來已經要下訂，先生堅持再試這頂栗子色長髮，戴上去秒回少女時代（對，我少女時代就長得老成，是可以放到老也不顯老的那種老成）。早知道髮型如此影響人的外觀與心情，怎麼會讓原來那頂不適合的頭髮戴在我身上呢？嗯，也不能這麼說，先前光是想治療的事情就已經暈頭轉向，多數時間也在家中躺著，確實沒心思顧慮頂上。

戴假髮跟真髮一樣要洗頭，只是要拿下來洗，而且洗真人的頭皮之外，也要洗假髮，照著影片指示，洗了假髮，程序跟洗頭幾乎一樣，梳理、洗髮精浸泡、沖洗、潤絲精浸泡、沖洗、毛巾擦拭、風乾。從三總借來的這頂假髮很多元，每次戴上感覺都不太一樣。新買的長假髮比較費工，風乾後還要上電捲棒，才能捲出大波浪，為此還特別網購一個電捲組，當小姐的時候都沒耐性去捲頭髮，現在體會一下也不賴。

化療結束一個月，的確有髮絲萌生，可基本是不能不戴假髮出門的，半年大概預期長到可略修剪，若要回復原來濃密的狀態，一年是跑不掉的（店員的說法是需要兩年，著實嚇了一大跳），想著要用生髮水，又擔心副作用，只好改吃黑棗、黑芝麻促進頭髮生長，也希望打掉重練後是一頭烏絲，而不是白髮。

不知不覺天暖和了，開始夾起假髮，某日同事送了一朵花型的束髮帶，這朵美麗的花陪著我渡過春日與初夏，難過時看著這朵花，想像自己康復後在花園散步的樣子，那些難熬的日子終究會渡過。

那日，其他部門同期的同事來找我，送上松山慈祐宮的平安符，「我求了兩個，一個給你、一個給我。」心中實在感動不已，就是有這些可愛的人讓我能挺過黑暗時刻，在颳風下雨的時刻為我撐起一把傘！

變成「西洋梨」

十二月下旬，四次預防性化療終於結束，送走二〇二三，迎來二〇二四。本來以為掉髮是最嚴重的問題，但第四次住院量體重發現在三週內胖快三公斤，洋裝拉鍊拉一半卡住時，反而才是深深打擊自信，影響心情。原來，化療前段施打的類固醇能促進食慾，同時也讓身形變成虎背熊腰，再加上少運動，馬上反映在體重機的數字上，

停看聽

怎樣運動呢？

化療是全面無聲的戰爭，靜悄悄地在體內進行殲滅戰，目標是「殺他個片甲不留」，需要全神貫注全心全意，因好細胞也會暫時消失，故需要極大的體力應戰，治療期間跑步、有氧、登山等耗體能的運動均暫停，散步、簡單瑜珈可小量維持。平時我就愛散步，這段期間，得空會去碧湖公園走一圈，有時兒子也會陪同，有時一人獨行，放空自己。

人工血管未拆除，瑜珈也沒法做高難度動作，也不勉強，就拉拉腿、腰，舒展筋骨，藥物的副作用之一是傷心肺，的確容易喘，可是也不用太憂慮，副作用會隨時間改善。距離開刀一年後重新外出上瑜珈的第一堂課，覺得還行，太難的「烏鴉」、「側烏鴉」、「輪式」都不強求馬上到位，上了幾堂課，體態有明顯的緊致，總之，就是放寬心、不強求，效果在時間流逝中緩緩展現。善用零碎的時間運動，例如：搭捷運爬樓梯來訓練自己的腿力，不要小看這每天爬樓梯，早晚加起來等於爬了十樓，最重要的是持續點滴運動，喚醒久違不動的身體。

更氣的是不能減肥喔，必須要等全部療程（含放療）結束後一段時日，才可以逐步施行減肥，也就是說，要拖著這個「大媽樣」的軀殼忍辱負重地過活，還不能深居簡出，因為得上班，想著想著就悲從中來。

諮詢營養師到底如何吃才能有營養又不過重，年輕的營養師問了我平日飲食內容、時間、烹調方式等，按著計算機說明，照我的吃法再加上每日一罐營養品的話，早就超過一日所需，建議我減少澱粉類（也就是米飯），主力放在吃高蛋白食物，如果平日已經正常飲食，營養品可以不用每天喝。聽著營養師的解說，才赫然發現吃多了也吃錯了，趕快調整飲食習慣。

二〇二三年十二月十五日立法院通過《營養及健康飲食促進法》，這部等待幾十年的法律，因為牽涉眾多利益，延宕多年才完成立法。學者評論這部法還只是起點，仍有許多規範不足、不完整明確之處，營養攸關國民健康，與其生病了用健保治療，不如提早預防，培養國民正確飲食觀念與習慣是第一步，而且還需要投入大量資源建立各級學校、醫院、餐飲界、鄰里家庭、照護機構都應有確認營養成分的把關機制，確保國民健康。

緩和的中醫治療

聽從個管師林小姐建議會診中醫，林醫師開了鎮定、助眠、消腫瘤的配方，早晚兩次，選擇水藥主因是濃度高、好吸收，放電鍋溫過即可服用，麻煩的是，要與西藥間隔兩小時以上，最好空腹服用，也因此凌晨就要起早服用，或深夜才能喝。中醫科林醫生隨時因應療程更換配方，整整四個月日日都服用中藥，減緩不適感，水藥就是煎好的中藥，苦澀味重，我都一口飲盡，快速將仙渣塞入口中含著去苦味，久了，反而滿口甘甜。

開刀完前半年，不時身上有疼痛感，部位不一定，時常會懷疑是否又有其他地方出狀況，尤其是半夜醒來無法入眠，更影響白日情緒，而中藥安定神經，增進睡眠，有時還能一覺天明，個人覺得對完成全部療程有相當助益。

CHAPTER

3

最後一哩路 ——
日日報到的放療

開啟放療前有些先行程序，譬如：模擬定位。定位是要排隊的，我就等了快兩週，吳醫生還勸我先休息，等過完年再說，我認為一鼓作氣為宜，反正等定位的空檔也是休息啊，身上被劃上藍線，再貼上專用膠布免得洗澡時被洗掉。放射定位人員千交代萬交代在療程完了前，絕不能自己撕去膠布，原因是這些藍線是電腦儀器計算出來應接受放療照射的位置，一毫釐都可能影響放射效果，所以就算洗澡也不能用力搓洗，頂多用水稍微沖洗，萬一被洗掉了或模糊不清，要回院重新再定位。如果是其他部位（如：頭頸部）則需要製作專屬面具，我在放療室便看到成排的白色面具，每頂都代表一個正在經歷放療的勇敢靈魂。

趁定位後的空檔，找放療科主治吳醫師洽談，私心希望放療次數有緩衝空間，可是吳醫師洋洋灑灑地一番闡述後結論：「十六加五次（十六次全乳大範圍＋五次局部範圍）是剛好的，頂多改十五加五次，少一次其實也沒有差多少啊……」我被講得啞口無言，還在思索如何回應時，他轉身拿出乳液試用品給我，想緩解我對放療副作用產生的皮膚紅腫的擔憂。「這個很有效喔，妳真的還怕痛的話，可以每次做完都擦一

停看聽 放療要注意什麼？

還沒進行此項療程前，以為很恐怖，而且次數多，很擔心請太多假（對，請假來治療真心感覺不划算），幸好三總的時間是可以選擇的，不跟多數人搶白天的時段，選了最後一班晚上六點，下班過來剛好，完全不用請假，此時段人很少，只有三個人，幾乎隨到隨做，每次不到十分鐘，然後就散步回家。

身上畫滿線跟貼布，洗澡只能沖不能搓洗，以免定位被洗掉，這樣持續一個多月（中間逢農曆年）。萬幸天冷，不然應該更不舒服。如果是天熱時執行放療，也不用擔心，現在醫療進步，緩解患部不適的藥品與保養品很多，只要與醫生充分溝通，信任醫生，療程一定可以順利完成。

放療倒數第三次時開始產生不適的紅腫與灼熱感，躺在治療台上忍不住想抓癢，這階段最好不要抓，而是冰敷，穿寬鬆的衣服，以減少摩擦皮膚，用溫水沖澡，有預算的，或可選擇冰涼的胸膜，試用過感覺效果不錯。至於放療後產生的色素沉澱，不用過度擔心，就像夏日曬傷，過完冬天就會白回來，沒有完全白回來也勿驚慌，健康就好。

些，應該就不會不舒服了……」接過乳液道謝，訕訕地離開診間，討價還價不成功，所以還要一個多月才能結束全部的療程（預計是二月十九日畢業），這段期間不能用沐浴乳洗患部，幸好是冬天，若在夏天，可能還需要淡香水吧。

要在完全不認識的人面前袒胸，感覺「怪怪的」！因為放療師是男性，我要在他的面前脫二十二次衣服，雖然戴口罩，也有小布巾遮胸前，但是躺上了治療台，還是一覽無遺。不過像當兵數饅頭退伍一樣，每去報到一回，日曆就畫X一次，很快就要結束五個月的驚奇之旅。

我選擇晚上六點梯次進行放療，每次十分鐘，如此即可不用日日向公司請假，最後一梯次的人相對少很多，與我同期的總共三個人選擇這個時段。說十分鐘，其實我覺得頂多五分鐘就照好了，放療前階段並沒有任何不適感，所以吳醫生說要抽血，對抽血針超恐懼的我立刻反彈：「血液腫瘤科才剛抽過沒問題，就算有癌細胞也沒這麼快吧，如果放療後我的白血球降太多，個人應該有感覺，屆時我再回來抽，可以嗎？」苦苦哀求，吳醫生應該也覺得我很可憐，答應等快結束時抽一次，至少減少一次抽血的不便，就算少一次也好。

下班後搭公車到三總，時間恰恰好，只有兩次因為工作上臨時有事耽擱晚點走，招計程車才趕上，回想起來，每週五次療程，每次做完，徐徐走捷徑回家的路上，都會在內心感恩，謝謝父母高瞻遠矚在內湖置產，不但提供成長期遮風避雨之處，又在中年患病時，享有醫療資源，雖然他們購買時不曾想過內湖現今的發展，更不可能預測三總醫學中心會遷址內湖，但我仍深信，這絕對是老爸老媽的福蔭，庇澤後代。

放療倒數第三次時，右邊除了癢之外，整片腋下紅通通，伴隨右肩疼痛，剛好那幾天溫暖如夏，汗淋淋的不舒服。最後一次在診療台時，忍不住跟護理人員反應不適，她們安慰：「快結束了，盡量待冷氣房跟冰敷，要加油！」好，要撐下去，幸好不是七、八月做，不然情況可能更悲慘。累積十多次的放射線能量使皮膚就像在海邊曬傷般，紅腫刺痛，即使穿寬鬆的內衣，不小心輕輕摩擦到依然會痛。

某日休假，提早到放療室等候，前面排的是躺在病床的老奶奶，放療師抱歉向我解釋這是急診的住院病患，因為情況緊急，所以可能需要多等一下。老奶奶的家人推床進去放療室，她雙眼緊閉，臉色蒼白，想起多年前也是急診送醫的老媽，進了醫院再無回頭路，哀傷瞬間湧上，在疾病與死亡面前，任何人都需要謙卑，我還能好好地走進診間，自己處理繳費的事情，實屬萬幸！

到醫院清血管時，護理師送了一片「胸膜」，跟面膜一樣水水的，不過是一大片方形，剪成好幾片適合的尺寸貼在患部，紅腫真的就漸漸退去。天冷的身體發冷，躲到浴缸泡澡，輕輕拭去脫皮，這些皮屑是作戰的遺跡，在水裡載浮載沉流入排水孔，不好的東西全部清光。終於熬到最後一次，患部皮膚的紅腫痛仍在，可是心情是快樂雀躍的，還跟羅醫師聊起已預約「赤虎燒肉」慶祝自己畢業，他煞有介事地推薦菜單最後一頁兩萬元的套餐，後來去店裡翻來翻去，沒看到這個選項，省了一筆錢，想想他可能是在糊弄我吧……

週末迎來今冬首波低溫，陽光雖滿日，蓋著棉被還是覺得冷，開暖氣口乾舌燥，轉開精油香氛機噴出水霧與芳香，乾到吞不出一口水的喉嚨舒緩了。「對自己好一點」林醫生的話時不時浮現，本來想把自費的湯藥換回健保給付的粉藥，林醫生提醒水藥濃度多三倍，對身體比較好，我卻因為懶得每日兩回熱藥程序想更改，幸好林醫生金句「對自己好一點」迴盪不已，未來每一步都會先想想如何善待自己。

停看聽

放療副作用

放療期間，白血球也有可能減少，所以開始時、中間時應該要抽血檢測，我的例子僅供參考。個人體會，放療的不適感比起化療明顯減緩。照射部位紅腫脫皮是不可免的，擦乳液或貼醫療用胸膜，過陣子就好了。

因為要在醫院穿脫，建議選擇寬鬆好穿脫的上衣，最好是扣子式，如果是套頭的T恤，雙手需要舉起來，反而增加拉扯牽動患部皮膚的機率，盡量避免為宜，可以趁機去挑選材質透氣（棉麻）的休閒襯衫，讓自己舒舒服服地。

好想拆人工血管喔

關於人工血管，醫生一直建議放兩年，理由是兩年內復發機率較高，裝著的話，可以隨時打化療，不用再等排隊開刀，而且裝過人工血管的血管已經燒灼過，不能再用了，萬一復發需要再化療的話，必須另外找部位安裝，例如大腿之類的，總之，就是放兩年，還有病患太害怕了，人工血管一放五年，要拆的時候還跟身體黏著云云。放在身體左側的人工血管，外型突起，剛裝時很有感覺，不能向左睡，起初的疤痕明顯，漸漸地就看不清楚開刀的痕跡。雖然白天不會明顯感受到身上有人工血管，但夜裡睡覺是不方便的，護理師衛教時說不要朝有人工血管的那側睡，也不能朝開刀的那側睡，也就是說，在切除傷口未痊癒，而人工血管未拆除時，我兩邊都不能轉啊，仰睡又睡不著，花了好一段時日才適應。

此外，身上有人工血管，無法做高難度瑜珈，多數的動作都會用到雙手。也不能提重物，更別提我想背著登山背包去徜徉山林。此外，因為怕血管阻塞，導致血栓，每兩個月必須回診醫院沖血管，每次都要再忍受針戳進去的痛，從網路資料得知，其實完成治療後就可以拆除人工血管，所以找了幾次機會探詢葉醫生的想法，他雖然維持放兩年的標準建議，不過聽了我的種種理由，某日他突然棄守：「我現在沒有什麼數據來要求妳留著人工血管，如果想拿就拿吧，但這妳要跟許醫生約，因為這條血管當初是他放進去的。」

再諮詢許醫師也是說放兩年，因為兩年內復發機率較高等等，不過，他聽到葉醫師放行，馬上改口：「好啊好啊，妳想約什麼時候呢？」我想，等過完年、做完放療再進行吧。過完年去找他，他又說等妳都做完一輪檢查，確定都沒有事的話，我們就來約。等到一輪報告出來確實都沒有異狀，我又興沖沖去掛號，進診間才發覺看診的是陌生的醫師，原來許醫師去國防部開會，找人代班，代診醫師熱血地說拿人工血管很簡單，他可以替我施做，然而我怎麼想都覺得從一而終比較妥適，經過這一來一往地，決定等我從德國回來再說。

沒來由的倦怠感

從首度入院起，我就是許多醫學研究計畫的受訪者，在病房裡邊接受治療，邊回答問卷。其中之一是化療對產生癌疲憊的影響，題目非常長，每次化療都要問一樣的問題，我覺得如果受訪能對醫學、病患有一丁點的幫助，無論如何也要盡棉薄之力。

然而，有些題目問了幾

停看聽　總是疲倦怎麼辦？

癌因性疲憊症（cancer-related fatigue，CRF，簡稱癌疲憊），我也是成了病友後才學到這個名詞。癌疲憊的成因眾多，例如癌症本身讓身體發生變化，增加身體對能量的需求，削弱肌肉的力量，產生疲憊感。而手術、化療、放療等階段性療程，除了殺傷癌細胞，還會破壞健康細胞，當身體起而作戰以修復這些身體組織的損傷時，便會產生疲倦感。此外，貧血、疼痛也會讓病友覺得疲勞。不過多數的病友不會主動求救而使狀況加劇甚至引發憂鬱。有些病友可以透過休息、舒緩運動、補充營養等來調適，有些人則需要藥物輔助以減緩症狀，重要的是不要獨自忍耐，向外求援並不可恥。

次，可能對心理產生提示效果，例如：「你有連續兩週因為化療而不想從事原本想做的事情嗎？」「你有因為化療覺得眼睛模糊嗎？」「你有覺得身體有異味嗎？」聽多了，似乎就「理所當然」提不起勁來烤蛋糕、做甜點了，烘焙用具擺在垂手可得處，我都不想去碰；本來淺淺的近視應付日常生活是足夠的，可就「突然覺得」好像真的度數增加而眼茫茫了；異味則

個人覺得化療期的疲憊感多於放療期，好
好休息，下班後簡單梳洗就早早睡，不能運動
沒關係，做點簡易家事就是運動，並不需要特
別服用藥物。身體莫名的疼痛感持續了好幾個
月，推測是小紅莓在體內作用，東也痛、西也
痛，當時的確難受，有請中醫開助眠、安神的
藥物，充足的睡眠是百病良藥，睡得好，疾病
也落跑。

放療期間的疲憊感並不明顯，反而是全部
療程結束，進入恢復期時，疲憊感反而明顯，
常常是電視看一半、洗碗洗一半、工作到一半
時突然一片倦意襲來，也不多勉強自己，快快
把手上事情告一段落，休息。勿懷憂喪志，總
有雨過天青時，放寬心走下去才能與美景相遇。

教人心驚，因為自己聞不出來，先生就算聞到也不敢講啊，於是每天都擦薰衣草體香劑，希望不影響他人。

還有的問題非常直接，「你會想到死亡嗎？」真的很無言，好不容易才從恐懼中走出，重建生命目標、重整生活秩序，「死亡」這兩字太沉重，我就是不要這個結果，所以才躺在病床上接受治療，不是嗎？到化療後階段，因為不想情緒再受影響，於是婉謝受訪，退出計畫，在此要跟問卷主持人員致歉。

幸好有防癌險

以前總覺得自己用不到保險，大學畢業後也是為人情跟朋友 Sean 買保險，那時他說什麼我就買什麼，然後乖乖繳二十年，不買名牌包也要繳保費，等到罹癌了，才從塵封的置物箱翻出保單來研讀，果然 Sean 當年的推薦不假，我一聯絡保險公司，理賠金就下來了，有了這筆費用的支援，我能放心接受治療，選擇部分自費項目時不會猶豫不決。

停看聽

你保險了嗎？

現在的防癌險、醫療險、年金險等商品選擇多，趁年輕體健時好好規劃投保，為年老、生病的自己存好養老、養病本，真的很重要。特別是已經在工作的年輕朋友，從收入中撥出一小部分繳保費，其實不困難，少看部電影、少買件衣服、少吃一兩頓大餐、少換手機3C用品就可以做到，當然不期望真的用到，不過以現在的罹癌率來看，萬一用到了，就不用過度為醫療費用憂愁了。

對於已經罹癌來不及買保險的朋友也勿過度驚慌，健保給付的療程、用藥其實一直在擴大、進步，如果是比較複雜的惡性腫瘤，醫院也都有配合計畫，所以定下心來與醫療團隊合作，必定能化險為夷。

脫離光頭

頭髮已經恢復生長，然我要的不只是頭髮長回來而已，頭髮生長速度會隨部位不相同而有不同的進度，耳際以下是急驚風，不多時春風吹又生，但耳際以上就是慢郎中，怎麼等都差一點，偏偏基於珍惜愛護之心，初始捨不得修剪，但頂著這種髮型出門，經過櫥窗瞥見倒影都難受，越來越熱的夏日也逼迫我正視不能永遠戴假髮的事實，尤其是端午節後，正式進入赤炎炎夏季，某日得空冒著大雨求救於設計師，卸下了假髮，店內還有兩位年紀稍長的太太，她們都聽得到我跟設計師的對話，但我坦然，上短下長的毛亂新髮不到五分鐘就換成男生頭，「我陪過很多人走過這過程，相信我，下面要修短，等上面的頭髮留長，三個月修剪一次，很快就會留回原來的樣子。」設計師安慰我，兩三下功夫，耳際下的清潔溜溜，耳際邊的打薄，耳際上的不動續留，說真格的，修剪後的髮型不只順眼且有型，話說之前到底捨不得什麼啊?!

這期間驚喜發現，原來我有自然捲的基因，髮絲在耳際邊會翹得特別醒目，左側尤其明顯，但是耳際是關鍵線，如果想留長，必定要熬過這階段，所以洗髮完吹乾前，要趁早梳理才不會亂翹（對，以前我會跳過這步驟），也有網友分享戴髮帶的照片，目的應該也是遮住耳際不服貼的髮絲。

既然都露出雙耳了，戴耳環漂亮一下又何妨，也趁此機會選購幾副耳飾替換，蝴蝶啊、碎鑽啊、貓眼石啊，每日亮晶晶的，心情飛揚，年輕時我也愛戴耳環，生子後全部打包好捐出義賣，此次重溫青春，人生下半場，不用拋家棄子來證明自己，也不用形容枯槁覺得委屈，小小寵愛自己，沒有太陽的時候，就做自己的光。不過上班依然戴著假髮，擔心嚇到同事，還是等德國之旅結束，再以新造型進公司吧。

從德國回來，以短髮示人，前兩天沒有任何人表示，直到第三天搭電梯遇上隔壁科年輕的同事，她直接說：「新髮型好看，只有你才撐得住！」可愛的女孩，大概不清楚去年發生何事，可還是謝謝她的甜言蜜語。

在德國像我如此短髮的女性非常多，所以走在街頭很自在，德國當週的天氣涼爽，短髮出遊也不覺得冷冽，攬鏡自照越來越習慣自己的新樣子。台灣悶熱氣溫讓我再也不想戴假髮，送保養後的假髮雖有美麗的大波浪，卻再引不起興趣，先將她束之高閣，感謝她完成階段性任務。

CHAPTER 4

保持平常心——重啟人生新頁

不與外界斷聯繫

確診後因為快馬加鞭執行密集的治療計畫，初期沒有告知朋友，但我也沒打算隱瞞。家人與朋友的支持能提升預後效果，我沒有刻意增加社交或主動告知，所以都是朋友要約我時，才透露自己的情況，或者有人問候「燙頭髮囉?!換髮型囉?!」那時才輕描淡寫地聊起這些日子。

開始化療後某日，Ellie 傳訊說週末找我去參加免費化妝課，地點就在我家附近，雖然很想出去相聚，可是當時還在化療前階段，身體多有不適，只能婉謝，也就趁機透露來龍去脈，她的驚嚇指數不少於我發現自己生病的那一刻。跟密友聊天會產生多巴胺，Ellie 問道：「如果這回沒主動找妳，妳何時才讓我知道啊？」頗有責備之意，「其實真的就很難主動去 LINE 朋友說自己罹癌啊……而且過程很緊湊，哪有時間到處通知啊……」Ellie 說：「妳的經驗分享出來，讓朋友都留意身體狀況，也是很重要的，我剛剛就去查上次做乳房檢查是多久前的事情了……」學姐所言甚是，若能減少親朋好友的風險，那生病就更有意義，不是嗎？

Tina是大寶同窗的媽媽，我們因為孩子讀同一幼兒園時相識，住家又近，經常一起在公園遛小孩，交換育兒、教養的酸甜苦辣，即使孩子升上小學、國中、高中後仍保持情誼。我們共同興趣是烘焙，她的手藝比甜點名品店還厲害。她知道我的事情特地來與我共進午餐，相約在公司附近的餐廳，那時已經接受化療，氣色應該好不到哪裡去，一起吃飯不可能一直戴著口罩，卸除心防與顧慮，坦然面對，貼心的她也不多言，靜靜聆聽。秋天的陽光灑進窗裡，很溫暖，Tina的陪伴，更溫暖。這段期間，她經常捎來禮物，例如：一盆新插的聖誕花束、幾張可愛的粉彩卡片、又或是一大把湛藍緞帶玫瑰花，都是參加社區媽媽教室的作品，每一樣都精緻專業，收到這些禮物，可以快樂好久好久，因為你知道長大後更不容易交朋友，你也知道成人世界禮尚往來的複雜，當你遇到誠摯關心你的朋友，願意花時間親手製作小禮物為你加油，內心最柔軟的深處就被撫慰了。

本想秋高氣爽時恢復週末郊山行，林醫師叮囑除了散步（達新陳代謝程度即可）外，跑步、登山等劇烈活動暫免，以儲備體力做療程，所以大半年沒郊山健行（最後一次是二〇二三年五月大湖公園），也就沒跟好友Fairy碰面。

那天晚間七點多突然接到她的LINE問晚上八點有空嗎？她下班要送果醬來。一邊想著：「該來還是要來，終於要去面對了……」一邊戴好假髮，睡衣搭件外套就出門。Fairy瞄了新髮型還不知所以問：「妳燙頭髮囉！」我們在摩斯漢堡坐定後，也不囉唆，三句切主題，告知實情。

聽了我的事情，她也娓娓道出多年前曾開刀拿掉一顆良性腫瘤，這我們完全不知情，也因如此，她熱衷於週末爬山，就算一人獨行也堅持，因為爬山與接近山林有抗癌的功效。這一晚我們聊了許多，互相安慰打氣，受女性荷爾蒙影響的人這麼多，健康太重要，明年再一起好好去爬山吧！

聖誕節前夕，最後一次化療前，我約了Ellie餐敘。她這兩年常去韓國參加TANGO舞會，很是喜歡當地風情，所以約了韓式料理店，老友相聚甚是快意，在她面前也無須矯飾，雖然是短短吃飯時光，已足夠排遣生病的恐懼、懷疑、擔憂等種種負面情緒，席間也不盡然都聊生病，反而是聽她講韓國趣聞、生活瑣事，有時候，病友反而不喜歡絮絮叨叨跟不同人重敘怎麼發生這件事情的經過，特別是我這樣討厭重複的個性，我們反而期待朋友分享，不管是豐富精彩的旅遊見聞，或者芝麻蒜皮的日常體悟，這些都能轉移注意力，重新對生命有美好的期待，平凡中見偉大，一沙一世界、一花一天堂。

二〇二四的農曆春節，照常南下圍爐，然後北返拜年的行程都與往年相同，過年會見的人不是親戚就是密友，Erin在電話得知我的事，算是很鎮定，因為她的部屬也發生一樣的事，不同的是，她是先化療然後再開刀，猜測可能是腫瘤較大或部位較深，所以先化療縮小腫瘤，以減少切除的範圍。我們在星巴克共享早餐，陽光灑落，這個大學同學事業忙碌，已經是上市櫃公司的扛霸子，不過聊起人生、家庭、子女，同窗沒有距離。她說沒有健康，所有的一切都要暫停了，甚表贊同，祝願我的親朋好友永遠健康滿分。

保持工作

台灣每年有一萬多人確診乳癌，沒有人去追蹤繼續工作的比例有多少，要不要繼續工作，影響的因素非常多，經濟是其一，有些標靶藥物健保不給付，動輒數百萬元，如果沒有經濟支援，恐難續命。我仍選擇工作，除住院、化

停看聽 繼續工作嗎？

這是很難回答的問題，因為每個人遇到的病況、經濟能力、周遭可運用支持與資源都不盡相同，有的人請長假或乾脆離職，專心致力於各種療程。但更多人選擇繼續工作，多數是經濟考量。有年輕的媽媽工作育兒都必須兼顧，現在的醫學進步，藥物不斷更新療效，有很多治療方式與藥物搭配，減少頻繁跑醫院的時間，故而無須放棄職涯，也能照顧幼兒。全心在家休養一般來說是好的，只要善於規劃安排時光，因為療程都有結束的時候，不工作的話，將會有許多餘暇，多從事愉悅自己的興趣，減少無所事事帶來的消極恐慌感。

療後一週請假外，身體狀況允許下，我都去上班，最重要的是，工作可以減少胡思亂想。切除手術完出院，為了避免無謂地想東想西，也為了完成工作，沒有遵醫囑休息兩週，連進辦公室兩天，果然光是應付問題多多的筆電、處理瑣碎業務，就能轉移注意力，暫時忘卻惱人的病痛。不僅如此，趁著還沒開始化療程序，接連完成兩場志工活動，照原訂計畫完成貢寮水梯田復育、陪伴罕病兒等非常有意義的行程。

當志工要趁早

貢寮水梯田是在半山腰，志工要赤腳下梯田協助移除枯萎的荷花莖，腳下滿是泥濘，臉上盡顯笑意，而且中午的飯菜是附近農家親自用當地食材烹煮，味美鮮甜，保育一塊水梯田，不僅是一塊地受益，更牽動附近周遭看得見的農家、看不見的生態鏈。回程走濱海公路，浪濤洶湧，前塵往事浮上心頭，一直希望能做對人類、社會有益處的事情，卻始終兜兜轉轉，也許不要抱持太高的盼望，結果反而是驚喜的。

陪伴罕病兒一日遊是公司每年定期贊助的計畫，因參加者踴躍，非想報即可得，故前些年都望之興嘆，這回不知是心誠則靈還是心想事成，竟然搶下最後的名額。去罕病兒家園的路上，這些罕病兒的家屬在遊覽車上自我介紹，我們藉著共餐、共遊去瞭解這群人的故事，很多罕病的名稱是先前未曾聽過的，也有些是外觀看不出來的，以往這些罕病兒出生一輩子都關在家裡，沒有社會資源從旁協助，不太可能有改變的機會，家屬也會因自責、怨嘆、躲避外人眼光而與社會產生隔閡感。這次的活動帶他們走出來接觸人群，讓外界更瞭解其中的艱難與煎熬，也給罕病兒認識外界的機會，跟我同桌的一個小男孩，本來在家吃飯都拖磨很久，有外人在，鼓勵他好好自己吃，竟然主動說要多加飯，而且很快地吃完了，他的父母很是開心。短短一日相處，雖不是說要跟他們比較不幸，但他們帶著身體上長期的不方便，依舊努力過每一天，我身體的疾病只是暫時的，哪能不認真度日呢！

開完刀回公司本想低調行事，某日卻接到其他部門希望我去替其部內同仁進行教育訓練，起初評估應該沒辦法接下來，可是又思索萬一後續情況有異，可能就沒機會為同仁服務了，於是在行事曆算來算去，跟對方敲定日期，剛好是化療第七天，應該還沒掉頭髮吧。每日除例行業務，就是編排簡報，找資料編寫花了我許多心神，也溫習過往在大學教書的課前準備，那時總是想方設法講一些不同於教科書的內容，只要有一個學生認真聽講，這課就上得有意義，一晃眼離開講台也十多年，當年的學生不知可都安好？排定課程的當日，還好頭髮沒掉光，因為用視訊上課，所以真面目示人，上演一場別人看見我，我看不見別人的授課，雖是坐著，但講到後段身體仍有疲憊感，說話耗元氣，不過能順利完成任務就好，即使聽不見掌聲也無妨，老天自有評斷。

五月，集團的美術館開幕，這是集團籌劃多年精心設計打造的美術館，在車水馬龍首善之區的城市叢林裡，留下一方美麗靜謐。三月參加開館志工訓練，五月與集團各單位的同事輪流值班，同事看到我參加，很是驚訝，因為生病前我低調，生病後更低調到幾乎隱形，此際竟然撐著未完全康復的身體前來當志工，一站就是四小時不停地招呼參觀群眾，難怪同事嚇到掉下巴。我當然也明白身體沒有恢復得這麼快，然而感知對美的事物的渴望，想把握每個能參與集團事務的心，鞭策我要勇於一試，尤其是在開館之初，最是需要人力時。

回診追蹤去旅遊

比較讓人覺得麻煩的是回診追蹤，除非醫院有夜診，否則必須白日回診，而且絕大多數的檢查都限日間，開刀、化療、放療每個階段都有各種檢查以確認癌細胞是否清除，即便完成全部療程，醫生標準化醫囑也會開出三個月、半年的回診單，滿滿好幾張，有時還沒辦法排在同一天，對保持工作的人來說是比較辛苦的，不過，回診追蹤對控制癌症至為重要，若真有異常，盡快處理是降低死亡率、提升存活率的不二法門。

透過這些回診與醫生保持聯繫，由醫生來確認回復情形，內心感到踏實。小寶即將升上小六，很想在他小學畢業前安排與他單獨的畢業旅行，希望帶他登合歡山，因為這是公認最簡單的百岳入門款，可是又擔心身上的人工血管半路出狀況、爬到一半心肺不適等，都是藉由一次又一次回診來逐步取得醫生的認可。

二〇二四年清明連假前媽媽與小寶的小學畢業旅行確定啟程，探訪他從未去過的清境農場與合歡山。高鐵、旅館都早早預定，到武嶺的有限客運票也怕人潮，凌晨開賣便「搶」訂。四月三日先生準備送我們到南港車站搭高鐵，在地下室還沒發動小紅，感覺旁邊的車都在晃動，我們本以為是又撞到別人家的車了（日前剛打好蠟的小紅才撞出一個傷痕），五秒後才驚覺是地震，慢好幾拍逃離，先生竟然在地下室待很久才出來。

高鐵原訂班次暫停，等了一陣子開出 8801 號次，全面自由座，這是難忘的經驗，高鐵竟然比台鐵還慢（到台中花了兩小時四十分），乘客都彼此安慰，有開就好，安全第一。清境沒啥人，而陽光燦爛，紙箱王的牛奶鍋補充了熱量，安撫五臟，趕了一整天，決定留在旅館哪也不去。新聞報導花蓮災情、山路中斷，還懷抱一絲希望能上合歡山，帶小寶一起登頂入門款百岳。可惜隔日清晨查詢南投客運貼出停駛公告，百岳夢醒，改走天空步道遙望群山，期待有緣再遇。改行程到青青農場，小寶與羊兒餵食互動，他非常開心，羊兒毫不客氣搶走糧草，天真的笑容漾滿小寶的臉。

久違的輕旅行，因為配合客運班表，又遇上地震，整個行程都很緩慢鬆散，好好吸收芬多精，每個景點都去兩趟，其實也滿好的，健康安全活著最重要。

草嶺踏青心情美

不只是與家人旅遊，更想與朋友踏青，六月初和政大登山姊妹相約走草嶺古道，這是生病後首次穿上登山裝備挑戰五公里行程。其實之前約了兩次，一次是農曆年想去走陽明山，可是放療還沒結束，我還會突然沒理由的疲累，很怕中途發作掃興，所以臨時取消。另一次是走文德站到西湖站的金面山群，因大雨特報，主辦方取消。這次的草嶺古道距離我上次與姊妹爬山超過一年，故特別期待與珍惜，出發前還跟先生講：「我都不覺得是跟社會人士聚會耶，而就是單純地跟大學同學一起玩……」

Cecila也說服David學長來，他行前有先做功課，我們站在虎字碑如觀光客拍照完就打算了事時，他緩緩說道：「你們知道虎字碑有分公母嗎？」三個女生傻在現場，聽學長講了歷史故事，讚歎不已啊，立馬鼓吹他去考導遊領隊執照，因為有他的解說，那就不是一塊石頭而已，劉明燈率兵馬越草嶺古道巡察噶瑪蘭廳的場景在眼前生活靈動，風景也不只是風景，沿途談笑打氣相互照應的自然情誼讓內心柔軟感動。

這次草嶺濱海行，爬好山、享美食，與老友歡聚，也正式在人前展現癒後重新長出的超短髮造型，是美好的開始。

一直沒有喬好移除人工血管的日子，葉醫生說即便戴著長途飛行也無妨，既然如此就放手一搏。完成德國之旅算是對生病的自己一個犒賞，此行重點除配合先生會議行程在科隆兩晚，最核心的目標便是國王湖與阿爾卑斯山系、有德國第一高峰美譽的楚格峰，其實行前有擔心身體無法負荷，一再徵詢各科醫生意見，得到正面回應才確定出發。往國王湖上湖瀑布的那段路，有點辛苦，走到最後關頭雙腿想放棄時，先生鼓勵堅持才能看到美景，而人間仙境的確不同凡響，在那裡身心靈都與天地融合，靜謐安詳。楚格峰是我們第一次看到雪，不用頂嚴寒而玩雪是我安排此點的原因，不喜歡極冷極熱，能輕裝備上山賞雪的景點難覓，故而先生雖質疑，還是排進行程，並不遠千里從北往南，就為到地圖上的阿爾卑斯山，儘管個人恐高，心臟些許緊繃而放棄最後搭纜車攻頂，然瞭解自己的限制，體諒自己，學會中庸，保持平衡，才是最重要的事。

CHAPTER 5

走在陽光裡 ——明天還是要繼續

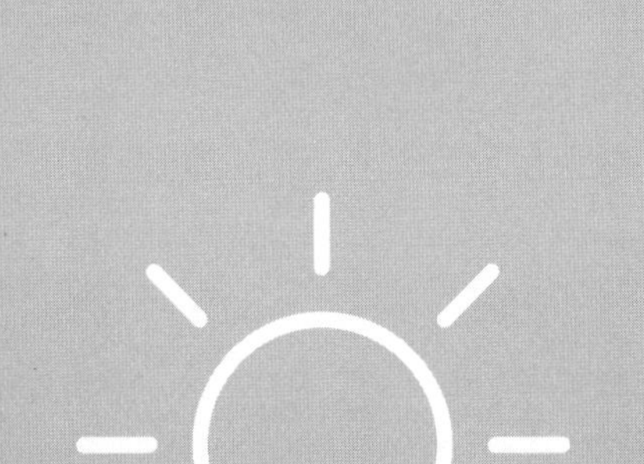

二〇二四年夏天來得早，短暫梅雨過後，直接升溫到三十八度，伴隨午後暴雨，濕氣難排，待了整日冷房，進入室溫區，瞬間冒汗，隨便一動便是汗流浹背，回家不開冷氣的話，難以進食、運動、入眠。前夜，設定兩小時的冷氣關了，室溫回復，竟致輾轉難眠，索性到客廳躺地板睡，冰涼的大理石冰鎮火燙的身體，連風扇也嫌多餘，這黑白相間的花蓮大理石曾經在年少時覺得她醜陋不堪，而經過四十多年的人事變化，她仍舊靜靜地、不動聲色地展現美好，在我眼中，她不只是再也買不到的建材，更是沉澱後值得品味的好伙伴，感謝當年為我監工老家翻新的王老闆提醒其珍貴難尋，力勸我把更換全室木地板的項目從改裝清單中剔除，否則如今只能在南港的富南宮才能一睹其風采。

再見，人工血管

八月，久違的許醫生終於答應拆人工血管，躺在門診手術室，麻醉是最痛的，剛打完麻醉針，醫生就開工了，肉體還有感覺，哀求再加麻藥，後續才沒感覺。住院醫生跟實習醫生在旁，我問住院醫生：「你幾年級？」結果他回：「我畢業了。」（小尷尬），原來後面站的那位才是實習醫生。趕緊補上：「啊，你看起來很年輕耶！」（希望緩解尷尬）結果換許醫生說：「對啊，他們都很年輕……」（OS：啊，大醫生覺得不中聽了……）我趕忙再補一句：「許醫生也很年輕啊！」（OS：大醫生千萬不要生氣喔……）「嘿嘿，你現在一定要這樣講，不然這個手術……」我不知如何接話了，只能訕訕笑啊……。

許醫生真的很細心，下刀前先磨之前的疤痕線，以免第二次跟第一次的痕跡變成「雙眼皮」。想到以後可能不再有看到許醫生的機會（已經轉給血液腫瘤科長期觀察），我也趁此機會表達感謝之情：「謝謝您幫我開刀，我一直想找機會道謝，開刀完我根本不敢看傷口，但後來發現您開得很好，幾乎看不出痕跡，真的謝謝……」許醫生也很客氣：「幹嘛謝謝我，你才要謝謝自己這麼勇敢挺過來了……對不對?!」

術後左側退麻後，熟悉的感覺又回來了，就是有被開一刀的痛覺，但這不重要，吃點止痛跟消炎即可改善，最重要的是，拿掉人工血管象徵我不要再復發、矢志跟癌症說NO的決心，不要因為害怕復發而讓管子在身上留五、六年，彷彿時時提醒自己是病人，我不要這樣，我要用全新的自己迎向未來。

蕁麻疹找上我

直到九月底，天氣終於有轉涼的跡象，夏暑的燥熱難耐終於告一段落。數週前，我發現自己腰部到大腿間起紅疹而且非常癢，忍不住抓癢結果留下疤痕（紅豆冰），情況斷斷續續幾週，就診後被告知是蕁麻疹，如果持續超過一個月就可能演變為慢性蕁麻疹，無藥可醫，只有吃抗組織胺把過敏原壓下去，醫生也不建議我去做過敏原測試，「過敏原太多，要測完全部的可能幾十萬元還找不到原因，近來皮膚科醫師漸漸放棄這種追根究底的方法……」

醫生很幽默，減緩我的焦慮與不適，幸好吃了一顆抗組織胺的藥丸後，立即見效，不癢不抓，就等紅豆冰退去色素。過些時候色素真的淡化了，心情也好轉。我一直把這個蕁麻疹現象跟化療綁在一起，因為沒做之前根本不會莫名癢，但醫生不以為然，沒有給我更確切的說法。

因為藥物，更年期提早來報到，最大的轉變是怕熱，明明家中不熱，我依然莫名全身汗，晚上要睡在大理石地板上，吹冷氣才能入眠，超感謝親愛的老爸英明選擇大理石當地板，透心的冰涼感拯救了煩熱不安的我。

記得有一次回診，哭喪著臉跟三總中醫科林醫生抱怨頭髮不見了，體重變胖了云云，求她開生髮、減重處方，林醫師聽完抱怨淡淡地說：「妳對妳的身體太不好了，妳知道自己的身體剛剛打過多激烈的仗嗎？」接著緩緩遞給我一張小紙條，告訴我：「妳現在不要管頭髮什麼時候長，也不用管體型變成怎麼樣，現在就這樣要求對自己太苛刻了！妳該關心的是如何不復發、不移轉，關鍵就是能不能做到紙條上的事。」

紙條上寫著：體重、運動、心情情緒、高油脂少吃

字字千金，對啊！都生病開刀了還這樣嫌棄自己的體態，這不是自虐是什麼?!從此放寬心，不再望著鏡中的自己哀怨連連，也放下對體重數字的執念，全心全意靜養。

維持合宜的體重

即便是對健康的人，怎樣才算是標準體重、如何才能維持體重均非易事，對生病的人更困難。因為藥物含有類固醇與抗荷爾蒙成分，體重瞬間飆升讓我驚嚇不已，體型更是明顯有水腫並且集中在中下半身（請想像可愛的西洋梨畫面）。坦白說我算很重視外貌的，年輕時有「外貌協會會長」之稱，每回到醫院量體重，都會被體重機上的數字嚇到，「你們醫院的體重計一定是壞掉啦!!」三總各科的體重計都被我如此質疑過。

跟做月子的道理是一樣的，做月子的重點在調理身體、好好休息回復，所以不是急在那一兩個月去減重。要維持合宜體重與運動息息相關，運動要循序漸進，不宜躁進，就個人經驗，初期是心有餘而力不足，儘管我覺得沒有達到「癌疲憊」的程度，可是動一動或走一走就累了，甚至連動都還沒動，走都還沒走，就只想坐或躺，頂多以步行當作運動，不勉強自己。

大概是三月初（放療結束三週後），開始認真思考散步以外的運動方式，希望能將體重緩步減個兩到三公斤（太輕也不好，過輕的體重不利身體抗癌），某日手機跳出「十倍速燃脂法」影片，老師示範的動作非常簡單，一組四動作每日做三十到五十次就可見效，於是從每日二十到三十次開始，身體力行後覺得挺累的，不過為了一個月後見到馬甲線，拼了！

每週每月累積一點小進步，就是會好事發生。體力逐步回升，才一週就有驚喜的進步是，做了十次的仰臥起坐。猶記一月初曾嘗試想做，竟然起不來！小腹的肉若不吸氣，側看明顯凸出一塊，能完成這個動作，代表腹肌開始有力。通常都是一邊看《怪醫豪斯》，一邊做「十倍速燃脂法」，前兩天氣喘吁吁，兩腳痠麻，但是第五天做完覺得平和，表示體力、肺活量逐步回復。我不貪心，也不立刻追加運動量，達成既定動作數便休息，持續才是王道，不急於一時。

適度增強運動

九月初又開始了瑜珈課，一週一次去徹底放鬆一小時，因為離家近，比較不會缺課，雖然在家也可以做，可是懶牛如我，沒有人盯著動作就不徹底，老是想偷懶，雖然每週日想到要出門上課就懶性大發，為了健康，還是邊罵邊穿鞋往門外走去，上了幾次，覺得有改善，但太難的動作（烏鴉／側烏鴉），還是先看看就好，畢竟停了六年，一下想飛起來是異想天開吧！到第二期以為會喜歡上定期上課，可是每週日的瑜珈課都是不甘不願地出門，若非繳了學費，實在很想停掉。整理檢視為何對上瑜珈課這麼反感？其實並非討厭瑜珈，而是厭惡固定時間一定要做一件事，而且是配合別人的時段，實在煩人。這間瑜珈教室收費雖不便宜，步行不多時即可抵達能降低蹺課的次數。老師同學場地音樂都沒有不好，老實說是挺高品質的空間，而且有同學相伴、老師的指導，那一個多小時的伸展練習，確實有改善身體不適、修飾體型的效果，但每次出門前，甚至前一天想到要上課了，內心都有莫名的煩擾，但思及學費、換課限制、APP 調課的繁瑣程序，就仍打起精神出門，一週一週又一週。

厭煩上課的這種情緒，讓我報名任何課程前都猶豫不決，真要報名也想盡量選短期（兩三堂）即可結束的課程。我仍然熱愛學習，但目標已非考試或賺更多錢，線上資源這麼豐沛，輸入關鍵字，許多人的經驗分享垂手可得，我們需要的是想清楚自己的需求，將龐雜的資訊、知識、經驗，去蕪存菁，整理歸納成適合自己的應用系統，走到這個年歲，寧願多一點時間發呆，也不想浪費寶貴光陰於無意義的事物。

此外，同事建議要找個運動來加強心肺能力，例如健走、超慢跑或有氧體操輪流搭配，樣式多一點，時間彈性點，才有可能讓不把運動當回事的我持續做下去。我選擇了超慢跑，在瑜珈墊上跑，一到兩天跑十五分鐘，真心覺得運動重點在能不能持續，而非一次做很久很多，跑十五分鐘對別人可能太短，對我是剛好會喘氣、小流汗，不在意外界的標準，以自己的速率起跑。

「半」一六八飲食

飲食也能控制體重，大概整個療程結束的六個月後，開始執行「半」一六八減重法，正統的一六八是晚餐八點後到隔日中午十二點間不進食，考慮到健康，以及計畫減重三到四公斤（後來覺得減太多體力不支而作罷），早餐會吃水煮蛋加低脂鮮奶，中午正常吃，晚餐不吃或少吃，主要是減少澱粉（這有點為難我這個大「飯桶」），檢視過去飲食習慣，重澱粉少蛋白質，而蛋白質是白血球生成的推手，故而敦促自己多攝取蛋白質（不含牛肉），例如豆腐、雞肉、鮮魚等。特別添購體重計（過往沒有量體重的習慣，都是以衣服能不能穿得下為衡量標準），檢驗實行半一六八的效果，大概一個月就少了兩公斤，由於並不打算太瘦，半一六八變成看狀況執行，很隨性。

因為推廣早期篩檢，周遭朋友或朋友的朋友常傳出罹癌的消息，不過幸好發現得早，早期的癌症控制與治療情況都比較樂觀，也讓生病的人跟與他相關的人都有機會認識癌症，反省與調整過往的人生及生活。癌症其實就是身體嚴重發炎，如何避免讓身體發炎是每個人都要努力關心的課題。增加自身免疫系統（白血球）是關鍵，也就是自己有足夠的抵抗力去對抗發炎，首要吃得健康，譬如連皮一起吃蘋果、減少牛肉多吃白肉、嘗試不同的優格（不同的好菌）、外食會看蛋白質成分來選餐盒、澱粉攝取減量以控制體重、吃大蒜（用醋醃製）、青蔥、薑絲這類有消毒功能的佐料等等，並沒有因為罹癌變得小心翼翼，但覺察生活中好與不好的習慣，然後想辦法繼續維持或改正，這是一年多來的收穫。

保持穩定的情緒

滑手機可以得到資訊，LINE新聞日日都會提供多則各類文章，演算法潛伏角落，逐步洞悉使用者的喜好。點過癌症的相關訊息，往後只要有癌症的文章都會送到我眼前，因為求知，還是會忍不住點開。

乳癌的新治療方法、女星罹患乳癌又抗癌等，其實關鍵便是會不會復發？奧黛麗·赫本因為腸癌過世，英格麗·褒曼則因乳癌往生，

停看聽

如何維持好心情？

與其說是維持好心情，不如說是維持穩定的情緒，癌細胞除基因遺傳外，最愛的就是情緒波動心情壞的宿主。女性因為有荷爾蒙，影響情緒，再加上工作、家庭、婚姻、育兒各種壓力，就成為癌細胞攻擊的目標。

其實過程中，情緒波動還是有的，負面想法也時不時溜進心頭，運動、信仰、旅遊、養寵物都可以改善。想辦法找出能讓自己快樂平靜的方式，凡事不強求，但不是放棄，列出願望清單，然後找資源去實現。

她們罹癌是三十多年前的事情，以當時的醫療技術可能無藥可治，如今醫療進步，癌症存活率與治癒率都大幅提升，給了病患更多的選擇與希望。

然而，資訊多有時不是好事，特別是負面訊息，例如抗癌多少年後仍不敵病魔，或者基因突變的癌症預後不理想等，明明已經是整裝待發要前行，心頭突然一陣波濤熱浪，令人裹足不前。部分原因與停經引起的燥熱有關，此外便是恐懼擔心復發吧！

說起信仰，不少人會拜拜、算命，我覺得只要心靈有依託，都是可以去的，只是提醒勿迷信，留意遇上的不是神棍詐騙。有聽過朋友生病後找算命師，得到「你生病是冤親債主作祟……」的說法，如果對方給的建議是多做好事、多念心經等尚且可行，如果建議你買法器、蓮花座這類的，可能就多想想吧。

「怒傷肝、喜傷心、思傷脾、悲憂傷肺、恐驚傷腎。」貼在隨身日誌上提醒自己，喜怒哀樂在生活交錯而生，來此世間有體會才不枉此生，但切勿過度使情緒浮動，保持平常心，側身專注把窄路走寬，懷抱希望讓暗夜有光。

曾看過一篇〈荷爾蒙陽性的乳癌，追蹤時間長達二十年〉，文章大意是荷爾蒙陽性的乳癌患者比起其他類型的患者，五年內復發率較低，一般都認為比較好治療，五年不復發就算治癒。但經過研究，荷爾蒙陽性的患者在超過五年後仍有復發的可能性，即使是淋巴沒有移轉，有個案在二十年後復發。初看心裡有波動，不到一分鐘即趕走消沉的念頭，因為該文的重點是患者在術後因為種種原因沒有定時服用抗荷爾蒙藥，也沒有定期追蹤，這兩個原因造成復發，呼籲荷爾蒙陽性的患者不可掉以輕心。想起曾詢問過血液腫瘤科的葉醫生可否改為一天一顆藥就好，他回道目前是一天兩顆的劑量比較足夠，我也謹遵醫囑，沒有擅自停藥或減藥。至於服用抗荷爾蒙藥的副作用——子宮內膜增生可能導致子宮內膜癌，只要是停經婦女都有可能發生，貫徹定期檢查追蹤即可早期發現治療。不要去想復發機率，因為那是統計數字，要想怎樣跳脫數字，成為例外。

誰也不能幫忙戰勝心魔，唯有自己愛自己，保持穩定的好心情，至少是穩定的情緒，這對擊敗癌症至為關鍵。我還沒有做得很好，但經過覺察，在感受情緒波動、負面情緒要張牙舞爪前，警報響起，轉身或轉念，退後原來是向前。

調整人生目標

競爭到底多重要?!沒有健康萬事皆空。人生與職場就像等公車。參觀完故宮展覽在門口等車，明明跑馬燈顯示藍7公車將在十四分後進站，手機查北環幹線十六分後抵達，可是還要走到自強隧道口，當下選擇等前者，沒想到跑馬燈顯示即將進站後又變回等待四分鐘，等了一陣子又是即將抵達，然後又跳成十分鐘後才進站，接續幾次被耍弄，終於看到一台公車駛來卻不進站也不亮出車號燈，司機還下了車，然後跑馬燈又跳成十六分後，不想再被耍，決定改搭北環幹線，可還走不到下一站，藍7超前經過身旁，換做以前的我，必然怒氣沖天，而今，笑笑等待下班車。上了北環，身旁站一清純女子，在自強隧道時，看見她背包開口笑，沉默想了八秒，輕拍肩膀提醒女孩拉好拉鍊，她道謝後下車回眸又一笑，隔著車窗，心領神會彼此的心意。藍7可以到家，北環也是回家，風景各異，端看心態，晚些上車不需急。

四月十四日帶大寶到龍山寺祈求會考順利，母子一同出行，各自在文昌君、華陀仙師前許願，出了寺門不想原路而歸，就信步亂走到西門町，中年的我與青春期的兒子踩踏康定路、貴陽街、內江街，中途發現原來有所名叫「台北城市護理大學」的學校，又找到一家賣NIKE潮牌的店，大寶趕快拍照傳給好同學。回想初到西門町大約也就是兒子現在這年紀，金萬年冰宮可是青少年流行的休閒場所。誠品還在，這幾年陸續聽聞熄燈，這家更顯珍貴，雖然空手而歸，有兒子相陪，甚幸！

回程得悉好友昭蓉辭世，推算時間正是我對華陀仙師表達感恩之際，心頭猛縮，泫然欲泣。去年此時我與她聯繫上，南下與她小聚，當時她精神仍好，信心十足地要嘗試免疫療法。生病後想療程結束休養好再聯絡她，如今已是枉然，我心感打擊，才剛覺得正向積極，許久未思慮生死，又再盤算如何精進工作，得此消息，躺在床上全身無力。

先生要我打起精神來，把昭蓉的那份也活下去吧！的確，她去年癌末仍樂觀開朗，沒有她我根本不會自我發現生病，她雖然走了，但一同飛揚的青春永在，我們相識於最美好的年代，在政大 AIESEC 相遇，她像個大姊般關心每個人，口齒清晰、條理分明，當朋友轉知她到末期已經不太記得人時，心中特別難過，就讓她朝氣蓬勃、樂觀開朗的身影永存記憶裡吧！不克出席告別式，僅能獻上花籃，在心裡輕輕道別。

身邊處處有癌友

生病後發現身邊周遭有類此經驗的人不少，先生每週三在政大兼課，日前下課後去探訪學長，得知他的太太不久前也確定罹乳癌，不到四十歲，學長夫婦年年捎來全家福的賀年卡片，也一起聚餐，太太年輕開朗坦率，故我們聽聞此消息，倍感不捨。癌症年輕化是趨勢，可能原因包括現代生活壓力大、飲食作息不正常、環境污染影響生物鏈、基因遺傳等，而健保推廣早期篩檢，讓許多隱形病患提早發現異常，也是原因之一。

聽說學長太太的心情大受影響，求神問卜，還去算命，除了去醫院外，幾乎足不出戶。這段過程於我仍歷歷在目，很能體會她的徬徨、焦慮心情。除了醫療外，心靈雞湯也很關鍵，信仰可減少徬徨，增添信心，憂鬱煩惱的病患復發率較高，保持樂觀正向心情有助抗癌。我又恢復日日念心經的習慣（二十多年前為了替爸媽祈福，發願抄寫了一百遍心經），這小小的習慣，每天三分鐘，消災解厄也好，安定煩躁也好，總之，不排斥一點一滴的小改變，自己也可以感受能量流動。

無獨有偶，年輕同事A從四月下旬起，頻繁在LINE上留言請假，完全沒有進公司，身體不適是初步的推測。那日她終於進辦公室，得空小談。她告知是胃部長不好的腫瘤，並不是胃潰瘍。她還在調適心情，無食慾，體重掉很快，深怕白髮送黑髮。當下心裡很難過，用不久遠前的經歷安慰她正向思考，那些負面的、恐懼的、整夜失眠的、面臨生命關頭的時刻又跳現，除了正面迎擊，無法逃避。

跟相識快四十年的高媽媽通電話，她說我好勇敢，不勇敢又能如何?!更何況癌細胞是小人，專門趁火打劫，越擔憂軟弱畏懼的宿主，越是見他肆虐的痕跡。醫療技術如此進步，能夠早期診斷盡快治療都是有機會拼搏的，願同事安定身心，願所有正在煎熬的同伴都能恢復健康。

前些年就開始的「你同學會了嗎?」風潮，我沒趕上，不知何時起開始有「社恐」，偏愛人少但深度的交往，不太有興致出席大拜拜的同學會、感恩會。不過，當AIESEC六十週年老骨頭聚會從群組跳出時，我竟然想去看看，反正舉辦地點在大直美麗華金色三麥，很近，很方便，是平常的生活圈。

看到多年不見的朋友，大學混社團的幾年歲月便浮現眼前，大家都成熟了，也多點滄桑。大家長吳榮義老師還是可以乾杯，老當益壯。現場大概快兩百人，很是熱鬧，幸好Cecilia、David、Cathy有來，還可以坐一桌敘舊。

那天很愉快地遇見許多老友，即便沒有認識新的人也無所謂，到這年紀，有沒有認識新朋友已經不是重點。然而才過一個月，群組便傳來台大分會小一屆的Silvia Yeh癌逝的訊息。我並不認識這個與我同年、小一屆的學妹（據說她畢業後在美工作結婚生子，罹癌、抗癌、復發，前後歷經七年多），但這個訊息仍然觸動我，讓本來胡思亂想的情緒又安定下來，因為前一刻我又因為瑣事、過客在心煩，忘了自己才剛打完仗、從鬼門關走一回的事實。切記！癌症最愛肥胖又情緒不穩的人體，要時時提醒自己，不要再讓癌找上門。

重拾烘焙

當我開始想做甜點時是身體往好的方向發展的徵兆。廚房那專屬的烘焙專區荒廢多時，一番斷捨離與清拭，先把這一方空間整乾淨，粉類、用具類、配飾類、模型類一一排列整齊，他們對這久違了的朋友沒有抱怨，靜靜等著我的回歸。受老劉大律師喜愛的堅果塔首先登場，他曾有溢美之辭認已達販售的水準，我答只願普渡眾生你靜靜吃就好。然後是小寶的生日蛋糕，打發蛋白與鮮奶油，戚風體倒扣放到涼才可脫膜，關鍵就在倒扣時蛋糕不能掉下來（以前發生過蛋糕倒下來一切都毀了），再切半夾入布丁與鮮奶油，市售蛋糕的鮮奶油是植物性的，好成形可不利健康，家裡用動物性鮮奶油打發比較不易塑形，但相對健康，先生跟孩子都讚不絕口，若有做蛋糕，會另外多打一盒單吃或抹麵包。

過程中生疏是難免的，也有些小凸拋，吹熄蠟燭、切完蛋糕，三個男人分別入口，同聲說好吃，八吋蛋糕當晚就剩不到一半，隔日早餐後完全淨空（戚風蛋糕冰過更好吃）。先生語重心長地說：「老婆，看到妳開始做蛋糕，真的好好喔！」因為我先前完全沒有慾望拿起工具、更沒有體力在廚房忙進忙出。喜歡做甜點的歷史可以追溯到二十多年前，那時喜歡上陳妍希主持的「做點心過生活」節目，每集都乖乖收看，還細心記下筆記，直到婚後才有機會嘗試，儘管目前僅有堅果塔、特定幾種蛋糕、蛋黃酥、月餅、奶酪等較受先生、小孩青睞，未來還想挑戰更多甜點品項。自製的甜點賣相或許差一些，可是材料是自己挑選的，不會有任何奇怪的添加（例如不用無鋁泡打粉），除釋放壓力外，也印刻媽媽的味道在小孩的記憶味蕾。

過往假日做蛋糕麵包像打仗拚業績，蛋糕烤兩個不同的、麵包兩大盤等，完全是以餵飽家人一週七天為目標的方式製作，假日整天都在廚房穿梭，想想也太辛苦了，而今不求多不求快，放慢速度專心一致於享受過程，找一個部落格的配方或YouTuber的教學影片，一點一點發現某些過往不曾注意的細節或製作訣竅，再進而融合成自己的味道，將有限的時間切割後，多去做一點會開心愉快的事情，放大這段歡愉的時光，不知不覺產生「日子挺有意思的」滿足感⋯⋯。

充滿感恩

回想這段過程，從發現硬塊、超音波穿刺、決定開刀、進行化療、放療，一路上遇到的醫護都很好，三總內湖院區佔盡地利，家裡走捷徑到院只要十五分鐘，減少勞動奔波是一大優勢。三總的醫師沒有架子令人印象深刻，對病人提問也不會不耐，在乳外、血腫、放腫、中醫各科流轉中，實習醫師、住院醫師態度親切就算了，即便是主治醫師，甚至是主任醫師都溫文有禮，要照顧這麼多各種類型、脾氣的病人，還能保持幽默微笑，實在難得，國防醫學院的教育必然有其特殊之處。

許聖德醫師冷靜有自信，開刀到術後回診檢查傷口都很仔細，記得他幫我裝人工血管後某次回診，他問道：「有沒有看到我幫妳裝好針頭了？」當下沒會意過來，後來才明白，每次化療都要再插針、拔針，是會痛的，許醫師知道我怕痛，所以趁麻醉先裝好針，讓我可以少受一次苦，無奈我反應慢，不知道他用心良苦。此外，他也曾興沖沖地問我有沒有覺得傷口形狀怎樣？我看都不敢看傷口，更別提傷口形狀，他一臉失望樣。後來過陣子護理師幫我處理時讚嘆傷口幾乎沒有疤痕時，猛地驚覺他其實是想表達他的外科開刀技術很棒，不用達文西，也能讓傷口很小不留疤，這種外科醫師獨有的技法與自信的確值得拍手讚美，下次回診一定要好好謝謝他。

放射科的羅承翔醫師雖然逼我化療，但我知道他是從專業角度出發，為了我好才會堅持先化療再放療，他遇上我這位有主見的病患，每每在診間聽我引經據典、討價還價地企圖更動療程，卻不慌不忙、老神在在，還是保持鎮定，東繞西繞引導我前行。

血液腫瘤科的葉人華醫師永遠都是笑瞇瞇地，就算是隔著口罩也能感受他彎彎笑眼中滿滿的暖意，就算我曾經挑戰他的數據，也沒有動怒，倒是對我的情緒挺會接招的。後來兩次療程的噁心嘔吐食慾不振感大大減緩，也是拜他適度調整用藥所賜。生病已經夠辛苦了，如果遇上沒耐心、不仔細的醫師，那真的如火上添油，萬幸照顧我的醫師不只有醫術更有醫德，除了醫病也順道醫心。

網路新聞跳出來一則標題吸引了目光，「撐完手術救病患，礦工醫院院長黎慶福猝逝」，心突然跳了一下。去年我去看過他在內湖康寧醫院的門診，為了確認乳房硬塊。黎醫生是外科醫生，在診間很有禮貌地詢問我是否可以觸診，然後在護理師的監督下進行觸診。他一邊安慰我，一邊說明，他可以安排做進一步的超音波，不過是另外一位醫生，而如果是不好的，康寧醫院是跟三總合作，也會轉到三總，言下之意是要我直接去三總就診。因為當時康寧醫院有名的超音波醫生的時間要排到十月中，我不願帶著忐忑的疑惑生活，當下決定到三總檢查，所幸後來一切順利，九月十八日就完成切除手術。

雖然與黎醫生僅有一面之緣，是日本人口中的「一期一會」，這一會卻影響我的下半生，因為當時我仍心存僥倖，幻想自己沒事，對三總大排長龍（現在人只有更多，只能乖乖等）的古早經驗反感而不願去掛號，如果黎醫生沒有暗示，我可能就多拖了兩個月才知道穿刺結果，再轉診三總找醫生排手術時間，又會再花數週以上，治療預後的情況可能大為不同。

看到黎醫生最後一刻都為治療病患而犧牲，感嘆仁心仁術的好醫生又少了一位，他或許不知道曾經救了我，但我在心裡獻上深深的感謝，願他安息。

超人神隊友

跟我家配合的水電行老闆來幫我們裝燈具，第一次認識時，他的女兒剛出生，這回在旁協助他時隨口問起女兒會走路嗎？會叫爸爸嗎？他說不太會，我回想上次見面是將近一年前了，寶寶理應會站立或學走路了，一時還沒反應過來，他轉頭說：「我女兒是早產兒，住保溫箱快半年才出院。」之後，彷彿像宣洩情緒般，侃侃而談這段經歷，他的太太在交往時罹淋巴癌，抗癌成功後決定結婚，妻子一直想生孩子但沒有好消息，所以決定人工受孕，才懷上女兒就發現癌症復發，妻子為孩子不肯治療，大約三十週時孩子早產，妻子也再度接受相關治療。推算起來，他妻子第一次罹癌可能才三十出頭甚至更年輕。

這段期間他又要顧妻女、又要工作，想來不容易，不過言談之間覺得他有想法也豁達，遇事不逃避也不怨天尤人，非常正向。其實癌症治療辛苦的不只是患者本人而已，照顧者要承受經濟、家務、情緒的壓力，也是需要適度宣洩與支持，說到此，我就要感謝先生的支持與分攤。

這些日子以來，先生是神隊友，率領雙兒操辦絕大多數的家務，特別是前半年，我享有全面的家務豁免權，想行使的時候便可以行使，想擺爛就擺爛，過往力求家裡處處整齊潔淨，每到假日便家政婦上身，到處洗洗刷刷，自從生病後就不再堅持，衣服多放一天再折沒那麼嚴重，掃拖地交給機器人，先生與雙兒對清潔整齊的標準不像我這麼高，也暫時都眼不見為淨，生活其實也挺好過的。雙兒輪流執行各類家務，不僅是彰顯團隊合作的精神，對他們的未來一定是助益甚多，至少，我的兒媳婦（雖然還不知伊人在天涯或海角）不能埋怨公婆沒教小孩做家事吧！

先生沒有在我面前掉淚，總是起早睡晚料理三餐，還在服用中藥期間，每夜幫我溫中藥，沒胃口的時候，想方設法煮些開胃的料理，不只是實質的支援，當我疼痛、輾轉難眠、自我懷疑人生時，又扮演心理諮商師，聆聽怨楚，更時不時講些冷到不行的笑話逗我開心。大寶九年級會考衝刺期，我只能在晚自習送些點心到班上，其他的事幫不上忙，小寶的功課也請他自求多福，學校不聯絡我就當作沒事，要先顧好自己，打勝仗才是王道。

停看聽

沒有援手怎麼辦？

有些病友是單身，尋求親人的協助是必要的，當然有些家人關係疏遠、或住得遠無法就近陪伴，也可以尋找朋友、鄰居或任何你信賴且有意願伸手的人。也聽過有病友一確定罹癌，另一半就要求離婚，擔心無法傳宗接代，這絕對是雪上加霜的磨難，但自怨自艾、怨天尤人不會改變現況，與其把心留在不愛你的人身上，不如自己愛自己，專注於自身，忽略他人有意無意的傷害，才能戰勝癌症。

結語

明天還是要繼續

詞曲：梁弘志　演唱：蘇芮

對於成串的往昔
我有太多的眷戀
但我從來不嘆息
我不反對你哭泣
為你曾經失去的
但我卻毫不遲疑
我不想學習浪費生命
就讓我豁然的心
像個純真的孩子
愛我生活裡
值得去收集的回憶
未來歲月不可期
哀愁之餘別忘記
明天還是要繼續

一九三一年九月十八日，日本關東軍入侵東北，妄想從滿州吞食秋海棠，史稱「九一八事變」，二〇二四年九月十八日，住院動刀切除病灶，瓦解癌細胞恣意擴張的攻勢，這是我的「九一八事變」。

抗癌如作戰，天羅地網的情報戰，須全盤掌握敵軍動向，制訂縝密的戰鬥計畫，盤算各種對戰的可能與耗損，後勤裝備、醫療、飲食補給務求源源不斷，陸海空各軍種排除萬難團結一致抗敵，有形的物質端不可缺，無形的精神鼓舞萬不可少。掌握時機給予鼓勵獎賞，提升戰鬥部隊士氣，同心協力克服難關。倘若沒有資源也無須憂懼，面對強敵亦無須恐慌，因為史上「以寡擊眾」、「以少勝多」的戰役所在多有。

你就是這場戰役的指揮官，你的身體就是戰鬥部隊，敞開心胸、放下過去，向全宇宙呼喚能量，正向思考，然後一點點、一滴滴地，你會感受情況沒那麼糟，你會發現被許多溫暖和善意圍繞，而後你將感謝自己這麼勇敢，打出一場漂亮的勝仗！

EPILOGUE

後記 ——
過來人的溫柔提醒

保險不可少

自從《全民健康保險法》通過之後，台灣人就醫只要付少少的掛號費便能享有高品質的醫療服務，全民健保讓那些無力負擔沉重醫療費的窮苦人、弱勢族群、罕病家庭等得以接受治療續命。全民健保也讓國外看見台灣，在外國想要推行相同制度，困難度相當高，因此，許多人在海外打拼一輩子，最後會因為健保而退休回台定居，即便健保一路上都有費率太低、醫療分配不均、科別計算不合理、濫用醫療資源等問題，台灣人有健保還是很幸福的。

近年來健保陸續調整擴大給付項目，癌症治療的相關給付也增加了，不過仍有些新的治療方式尚未納入給付項目或限制年齡或嚴重程度等，患者如想採用此類療程便需要自費，而新療程的費用通常不低，對財務實力堅強的人或許不是問題，但對欠缺財務支援的人來說卻是沉重的負擔，因為擔憂龐大治療費用而放棄治療或沒有在最佳時機接受治療以致於消逝的生命，沒有辦法反映在統計數字上，然的確是存在的。

是否要擴大健保給付並非我想論述的，因為那涉及太多層面，應該交由專業處理，以個人身為患者的經驗，幸好我年輕時有買保險，雖然當年買保險的理由主要是怕萬一我有個萬一，想留筆錢給父母盡孝道（我真的很深思熟慮是不是？）。另外一個理由是給朋友做業績，大家都初入社會不久，需要同學來情義相挺，說實話我沒有仔細看過保單內容，聽憑朋友的解說與建議就簽名了（這段不要學喔！）然後也不知為何，就算中間曾中斷工作、阮囊羞澀，也沒有停繳保費，踏踏實實地繳完二十年，從青年到中年。

許醫生宣判我罹癌的那一天，腦中百轉千回，其中一個念頭是：有錢來治病嗎？回家翻箱倒櫃（其實也沒有啦，平常就是注重收納分類的主婦，東西都整整齊齊收在文件箱，一下就拿出來了），取出保險文件夾，我第一次認真讀保單。

經過盤點與業務員聯繫後，大致知道可以請領的範圍，心裡踏實點。我那個年代還沒有實支實付險，無法花多少領多少，然幸運的是，壽險、癌症險、重大疾病醫療險，全都買了，再加上健保跟存款，可以安心治療，無後顧之憂。猶記得當年跟朋友在簽保單時還霸氣地說：「我沒有要用這張的理賠金喔，就當作捐款給需要幫助的人……」唉！人真的不要鐵齒……。

我周遭有些朋友是父母在他們年幼時便已全盤規劃保險計畫，這樣真的很幸福，不過，沒有父母幫忙的人，更要及早在有穩定工作收入時規劃安排保險，年紀越輕、保費越低，這是投保的定律，早點繳完，便無須在老年時擔憂生重病的財務支出。

上網去查關於保險如何買的訊息非常多元，我覺得要先冷靜思考自己的需求、重點順序，才能在眾多保單中選到符合需求的產品。以罹癌年輕化的趨勢來看，癌症險、醫療險是不可或缺的，如果買實支實付型產品，要確認理賠的範圍與標準，目前的實支實付醫療險的保費逐年調漲，購買前好好檢視理賠的條件是必要的，以免需要時發現保單不符合所需，生病已經很脆弱了，哪有力氣再去爭執呢？

重視定期健檢

從小到老定期檢查不能少，我兩個兒子從在媽媽肚子裡開始，就按照媽媽手冊的進度定期產檢，確認母體健康、胎兒也健康成長。出生後，又領到新生兒手冊，跟著這個手冊定期去報到，打預防針、確認成長曲線，然後進入小學、國中、高中，每個階段學校都會安排健康檢查，確保如果有異常，能盡快就醫。小的時候由父母、師長協助把關健康，成年工作後，這些事情要自己安排了，年輕人忙於考試、就業，仗著年輕體力佳，往往忽略定期健檢的重要，等到身體出狀況才去看醫生，通常就需要更多時間、金錢才能恢復健康。

若在有規模、制度完善的公司服務，公司兩年一次的定期檢查一定要準時報到，收到健檢報告後務必要抽空參閱內容，瞭解紅字數據代表的意義，如何改善，有回診建議，千萬不要發懶不去。若公司或服務單位沒有提供定期健檢，挪一筆預算到醫院的健診中心或民間的健檢診所好好檢查是值得的投資，因為健康為百業之本，投資健康的花費是絕不虧本的。

健康檢查為的不是找出生病的證據，而是瞭解身體各種功能的運作情況是否在正常範圍，透過數據的交互解析，或可發覺某些身體器官的警訊，而提早以飲食、運動、藥物等方式使其回復正常。有很多人看似健康無虞，實則某些部位有問題，若等到人不舒服才看醫生，往往是很嚴重的中後期，特別是癌症，醫學上分類的零期、一期、二期等，病人不一定覺察自己已經生病，而早期的癌症預後跟存活率是最高的，也就是說，若能早發現、早治療，癌症是可以治癒的。

以乳癌為例，零期的五年存活率約百分之九十九，但零期是沒有感覺的，透過超音波、乳房攝影才可能發現，所以要定期檢查啊。過去很多婦女、媽媽一生為家庭付出，未外出就業，經濟相對弱勢，連帶也輕忽自身健康，婦女的疾病（子宮、乳房）拖到很嚴重才去醫院。記得高中一年級時有位男同學的媽媽就是死於乳癌，那年好像才四十六歲。也聽聞過鄰居的長輩，因為羞於內診，堅決不肯看醫生，等到化膿出血了，在家裡床上去世，死因子宮頸癌。

定期檢查報告的數據是參考值，這次生病後才瞭解，每家醫院對於異常值的判斷有差異，在A家醫院檢測出紅字，到B家醫院不一定是紅字，形成這種情況的原因很多，病人受檢的身體狀況有時間差、醫院使用的器材設備不同等，因此看到紅字，若非超過正常值太多，尚且無須過於憂慮，但也不要完全無動於衷，至少要去回診聽醫生的建議（他們看過的病例比我們吃過的鹽多），再視情況判斷進一步治療或定期追蹤。

營養學落實於生活

有句老話說得好「預防重於治療」，最佳策略是不讓身體有生病的機會。藉由此次生病才瞭解我過去的飲食習慣是不太正確的，偏好澱粉與蔬菜，缺少攝取蛋白質（難怪我不是王文華喜歡的那種「蛋白質女孩」……）。從小，我是那種只要有一碗白飯加點醬油拌飯，配一大盤炒青椒，就是一餐的人，從來沒想過營養是否均衡，連「營養」所謂何物都未曾探究。

當媽媽後，正值母乳至上年代，連兩胎都堅持餵母乳，把兒子養得頭好壯壯，老媽曾說過，母乳就是拿媽媽的血去養孩子，這個說法有點血腥但很接近真實。我曾驕傲於有豐沛的母乳讓兒子喝，給他們吸收初乳蛋白，更開心產後快速減重，不但沒有胖，反倒瘦成史上最纖細的身材，彼時我還是照著我的習慣吃飯、菜，魚肉蛋白質僅充數而已，更甚者，夏天天熱食慾差時，晚餐只喝優酪乳、水果，經年累月下來，體重減輕到標準值下還沾沾自喜，連健檢的醫生都特別找我去談話，提醒我過輕的體重將影響健康，他說：「妳的體重太輕了，不要減肥喔！」醫生還教我怎麼計算標準體重，殷殷叮囑我千萬要注意。可惜當年我對身材外貌的重視，遠遠超過對身體內在的實質健康，等到生病住院，才恍然大悟原來營養如此重要，長期不正確的飲食習慣戕害健康至極。

公司舉辦的營養課程請來營養師分享如何吃得健康均衡，這種課程以前我是不會報名的，但生病那年，當信箱跳出這堂課時，毫不遲疑按下報名鍵。營養師受過專業訓練，除介紹各種營養元素對身體各功能運作有何助益，欠缺時身體會產生何種症狀或疾病，更重要的是，進一步闡述何種食材以何種方式烹調最能保有食物的營養，每個人如何依自身情況搭配出三餐的食譜，有系統地學習營養知識並進而運用到每日的生活裡。

近年營養學、營養師日益受重視，還有營養師成立網站、公司、當網紅，推廣健康營養飲食的觀念，營養攸關國民健康，各階段、各領域理應都要導入營養學的知識與應用。

就學階段的營養午餐，每日的熱量、營養攝取都經過營養師的精確計算，搭配善於烹調的廚師，製作營養健康美味的午膳給中小學生吃，從小打好健康基礎，比學才藝、考試一百分還要重要，說是影響一生也不為過吧！

不過我不只一次聽到兒子抱怨學校的營養午餐不好吃，這有可能是現代小孩從小接觸炸雞、漢堡等食物，對學校清淡飲食興趣缺缺（可是我沒有用炸雞、漢堡養小孩耶……），也可能是大鍋煮影響菜的外觀與口感，又或者運送過程讓食物變色變不好吃等等，影響因素很多。以前我唸書時，多數學生是家裡帶便當，早上值日生要抬蒸飯箱到學校中央廚房蒸熱後，中午再抬回班上吃便當，蒸過的菜無論味道如何，後果自負，所以我是感謝有營養午餐這個制度的，現在雙薪父母佔多數，若要自行準備孩子午餐，心有餘而力不足，學校提供午餐可減少父母的心理壓力。

如何能讓孩子在成長發育期吃得正確、吸收足夠的營養是每個父母的盼望，學校是團體生活，難以滿足每個挑剔孩子的胃口，但做到滿足多數孩子的需求不是不可能的。我曾經接到學校發下營養午餐調查單，詢問可否漲價？奇怪的是，只問可不可以漲價，卻沒有相對說明漲價後午餐有何具體改善計畫，這樣是要讓家長如何選擇呢？還有更怪的是，期末發下的營養午餐問卷，明明有一行寫家長建議事項，可是孩子竟然說老師交待不能填不好吃等負面意見，因為要體諒那些煮飯的人的辛苦，想起來就覺得很諷刺。

二〇一六年天海佑希主演的日劇《女王的營養午餐》，令我很感動，米其林主廚決定到小學的廚房擔任主廚，每日設計烹煮符合營養學又美味的午餐，再去每班接受「客戶」的評價，劇情雖然是戲劇效果，完全複製在現實生活中恐有難度，但這部片其實反映真實社會對營養午餐的無奈，「營養的食物沒辦法美味可口嗎？」「營養的料理一定是黑黑一坨一坨嗎？」

二〇二四年爆紅的韓國料理競賽節目《黑白大廚》裡以「學餐名家」參賽的李美英從未開設餐廳，她的工作是為小學生準備營養午餐，當旅美多年的評審安成宰嚐過她的料理後，動情地想起移民美國前吃學校午餐的記憶，可想見味覺的記憶是一輩子的，許多人感謝李美英的料理，網路上這樣介紹她：「小學的年齡層廣，小朋友又最挑食，她會觀察廚餘桶，設計出吸引小朋友喜歡、又保有健康元素的菜色。同時想著如何在預算有限的狀況下，以自身能力端出美味佳餚。」這段話非常值得台灣的學校營養午餐經營者、廚師、營養師深思，設計獎勵制度、建立完善的福利制度，培養更多的廚師、營養師投入午餐的領域（不只是中小學、各企業、團體、機關、鄰里鄉鎮等），我們才能從小到老都有機會吃健康的料理。

各種營養素各司其職，蛋白質是產生白血球的關鍵，比起紅肉（如牛肉）的蛋白質，白肉（如雞肉、魚類）的蛋白質更有益，減少吃紅肉有助地球永續（因為牛隻會產出危害地球的氣體）。有因為宗教信仰而執行徹底全素者，對健康的影響究竟為何，有待研究發現。在此之前，攝取植物性蛋白取代部分的動物性蛋白是我生病後嘗試的方向，豆類的食材（如豆腐、綠豆、紅豆等）含有豐富的蛋白質，又是垂手可得的好食物。夏天涼拌豆腐、綠豆湯（還可打成綠豆沙牛奶、冰沙），冬天泡菜豆腐鍋、紅豆湯（可加湯圓），都是電鍋可完成的，非常適合我這種懶人。

就算不是懶人，忙於工作的上班族以有限的午休時間、需在眾多外食選擇裡兼顧熱量、營養、健康、CP值等，並不容易，若能自帶便當最好，環境不允許自備便當，要盡可能利用晚餐、假日來備足。網上有許多人分享如何三十分鐘準備便當、如何用電鍋煮出三道菜、如何在假日準備一家人整週的午晚餐等等，我沒事會去尋找靈感，凡是「懶人」、「快速」、「有效率」的料理資訊都是參考指南。所謂「知易行難」，至今能兌現且執行的還是以電鍋、氣炸鍋、果汁機料理為主。據說蘋果連皮吃是防癌聖品，「一天一蘋果，醫生遠離我」，但是蘋果連皮吃真的太難下嚥了，改成加優酪乳打成果汁，一家四口，雨露均沾。

整批雞胸肉用鹽水稍微泡過，食用前加上調味料放在氣炸鍋炸熟，不用花很多時間即可補充蛋白質，類此種種，不勝枚舉，天下無難事，只怕有心人，一場病改變後半生，改變是好或壞，全憑個人的抉擇與決心。

種一片屬於自己的綠

社區四周長滿十數棵黑板樹、龍眼樹、七里香，雖不是名貴樹種，但茂盛濃密，樹影搖曳，春季日日有清脆鳥鳴，不時瞧見台灣藍鵲穿梭其間，原來是在此育雛。夏日夜夜酷暑悶熱，幸有樹群調節去熱，在陽台晾衣聽聞風拂過枝葉沙沙作響，日間工作所致心情煩躁也稍漸平緩。

這一方美好綠意卻因隔鄰投訴，以枝幹太高颱風季恐有危險之虞，希望砍除，但實則此樹群多在背風處，歷年來各級颱風侵襲均安然無恙，後雖協調成稍事修剪，不過對「稍事修剪」的定義與想像各有不同，某日下班發現那一片枝幹全部攔腰砍斷，光禿禿的身影映照窗內疲憊的心，倍覺無奈與寂寥。曾見鳥兒忽而盤旋，忽而佇立，左顧右盼，應是在尋覓家的所在，好像是又不是的疑惑，不禁擔憂明年春回時，可來得及吐出一片茂綠供親鳥養兒育女呢？

十多年前曾住過一間溫馨雅緻的小屋，整片玻璃窗外有棵美麗的小樹，大約也就三層樓高，因為後面就是死巷，別無其他建築，所以特別寧靜，晴時朝陽灑落，種植辣椒生長快速，雨時滴哩嗒啦，午間小睡片刻十分療癒，時時皆詩意，日日有風情。不多久也是遭其他住戶以恐颱致災為由，硬生生從長髮飄逸的女子砍成頂上無毛的禿子，從此窗景再無詩情畫意。

想起日本電影《借物少女愛莉緹》，其實人類的一點點就是小生物的全部，不過我們仍毫不留情地破壞，不論有意或疏失。砍樹、摧毀綠帶背後最終的考量多半是功利的，多數決有的時候變成暴力卻不自知，更多的時候，並沒有人為不會言語的花草樹木、蟲鳴鳥叫發聲，不知不覺地珍貴的生態物種就消失無蹤了，然後又花時間消耗體力灑金錢地安排田野旅行、回歸山林，假日週末也不得真正的清閒，聽起來有點奇怪、有點矛盾、有點不合理，不是嗎？

住家的陽台是親近綠意的第一道線，室內的家具裝潢可以簡約甚至貧乏，但陽台上的綠意盎然不可或缺，撿拾來的瀕死植物經過換土、剪枝、澆灌，十有七八能起死回生，用嫩芽與花苞回應，從小的認知便是蘭花嬌貴，故從而不動念養蘭，甚且排斥，因緣際會接收幾盆蘭花，小心翼翼打包回家分盆後，默默等待數月，竟然發現長出新葉，其中一盆甚至開了好幾朵花，無以言喻的驚喜與成就感瞬間撫慰生活的不順心。

縱然有不成功之作，均轉為再出發的動力。為了提升成功率，勤於翻閱書籍、上網學習，從土壤、植物習性、搭配造景、工具等都涉獵，發自內心深處想要養活植物的念力，連上天都知曉。波士頓腎蕨需要大量水分，多肉植物不能多水等抽象文字，必須實地嘗試才能確認怎樣才是過量、適度或缺水，而環境不同，例如不同受光量的陽台，植物所需的水分絕對不同，種種都是經驗累積。每日巡視陽台，修剪、澆水等，餵養的不只是花草而已，還有內在那個小孩……很想回到有稻田可以踩、有大樹可以爬，跟著鄰居的大哥哥翻牆摘果實被老伯伯追趕的童年時光，此情此景歷歷在目。

近年特別鍾情於會開花的樹，從桂花、玉蘭花到緬梔，從草本到木本，一窗景致日漸豐盈，晨起拉上窗簾的滿綠是踏出家門投入紅塵前的一抹溫柔，從小盆換大盆，希冀他日長成一棵棵開滿花的樹，飄香千里，不若席慕容的「一棵開花的樹」那般淡淡惆悵，卻是積極正向地想著做桂花釀、免費讓生活艱難的人採摘玉蘭花。

非常欽慕南歐的生活，房屋有外開雙門百葉窗，種滿各色花草，走在巷弄裡處處皆是景致，巧思不用耗費太多金錢，生活樂趣無上限。若是看《紐約時報》的房地產版所介紹代售的房子幾乎都會標註庭園大小，種有哪些植物，重要程度不亞於房間格局、所附家具與裝潢風格。可惜台灣地狹人稠，尤其都會區的房子，多是假陽台或陽台外推，或加裝鐵窗、氣密窗，再無空間分給植物與接受陽光。

上班途中有一戶的陽台，屋主留下一半的陽台種了一株向天外伸展的雞蛋花樹，每天總翹首期待她夏日開出鵝黃參白的花朵，一如道南橋旁那佔了半條小巷的雞蛋花樹，讓人心甘情願地繞道而行。小店外垂掛著嫩綠的嬰兒的眼淚，趕走塵囂與倦意，還有店家在細心分株的虎尾蘭旁，插上一告示牌寫著：「不要再讓小狗尿在這裡了，已經夠鹹了……」不禁莞爾一笑。

住家附近公園有一排的櫻花樹，前些年稀稀疏疏，後來精彩綻放一年勝過一年，根本不用到知名景點追花。還有一小步道，原本攀藤植物總不成氣候，幾年下來竟然綠蔭成林，漫步其中清涼愜意，吉野櫻、藤蔓順著四季的節奏長成，各有風姿，紛擾度日追求未來的人們是否也終達目標呢？

巴斯卡曾說：「人類的一切不幸都源自於不懂得在屋內獨處靜坐，安和度日。」在陽台種一片屬於自己的綠，與日月星辰同在，平心靜氣地演繹人生。

用藝術音樂再活一次

不記得在哪裡聽過：「不是人人都能成為藝術家、音樂家，但人人都能成為欣賞藝術與音樂的愛好者。」「藝術治療」在國外已行之多年，相關理論與實踐、書籍與課程多不勝數，我並沒有深入研究，只知道當我進入博物館、美術館、音樂廳時，內心相當平靜，彷彿進入另一個空間。每一次的展覽都是策展人和無數幕後從業人員付出的心血，在這個空間裡，體會感受一段時期、一位藝術家或一個年代的縮時紀錄。

現代人生病往往是身體承受壓力的反撲，適時放鬆心情、釋放壓力是相當重要的課題，而且需要有紀律的學習。動態的慢跑、游泳、登山、騎單車、農耕等是接觸戶外大自然的方式，親近山林、原野、海洋，天寬地闊自然而然心開氣朗；靜態的瑜珈、閱讀、書寫、繪畫、手作、彈奏樂器等，緩慢專注於內在自我，每個人最好從小（如果你已經不是小孩，就從此刻開始吧）培養動靜至少一種的「休閒活動」，對，特別強調休閒活動是不要設立「成為專家、參與競賽」的高目標，純粹養成興趣的循序漸進，避免因追求目標又產生額外的壓力。

生活即藝術，藝術即生活，此言如今已花開遍地。仔細去探訪的話，台灣從南到北有非常多的博物館、美術館、展覽館、畫廊等藝術展演空間，各有千秋。僅需半日沉浸於其中，便能使心靈輕盈，相信人生美好。以前博物館、美術館給人難以親近、理解的印象，隨著越來越多企業、專業工作者的參與，引入國外的經營經驗，越發貼近民眾，讓大家不再因擔憂過於高深而踟躕不前。

越來越多人的藝術感知細胞被喚醒，這個領域就越蓬勃發展，形成正向的循環。我非常喜愛有為小朋友、青少年舉辦專區、導覽、活動的博物館、美術館，育兒的這些年裡，我不太愛帶小孩去百貨公司、賣場設立的遊戲區玩耍，都是塑膠製品的設施如何啟發想像？天熱、雨季，走進博物館、美術館，大人小孩同受療癒，而且細心的美術館設計的活動總是能從獨特的孩子視角出發，讓這群可愛的幼苗，靜下心來或坐或畫、或折或拼，那樣大雨滂沱的午後，館內依舊晴朗和樂。

多年來，我都趁著島內旅遊時安排全家參訪台灣各地的博物館、美術館、展覽館、畫廊等藝術展演空間，從硬體的建築設計到軟性的室內空間布置，處處都可瞭解館方的初心、想傳遞的理念。有別於官方展館受限於體制與經費，私人經營的展館更有彈性與特色，不只是成為觀光景點，也提升周圍住民的生活，想想，走路或搭個捷運便能看展覽是多麼美好的事啊，在這個手機、網路訊息、3C氾濫的年代，是不是可以多撥出點時間與空間，讓各種人都有機會體會藝術的美好呢？

個人不喜歡排隊與擁擠，對需要大排長龍的展覽敬謝不敏。真有很棒的大型展覽也會盡量排在人少時段再去探訪。人少的時候獨享一幅畫的感覺與被人流推著走馬看花有如天壤之別。好喜歡挑高空間裡，在長椅上欣賞畫家的筆觸色彩，揣想他或她的心情故事、想像往日時光的浮雲掠影，沒有人打擾。有人在經歷人生不順遂後自我封閉，不再相信外界，這種心理上的退卻，不但傷身、也無助社會氛圍。而藉著博物館、美術館的巡禮，營造一個暫時與外界脫離、只關注內在的宇宙，修復心靈再重新啟動與世界的連結。

非常幸運所屬的集團有自己的美術館，繁忙公餘想喘口氣時，瞬間即進入靜謐的世界，員工有動力、向心力，企業就朝向永續經營更邁進一步。

以前我在英國遊學時，校園或者市政府前，日日都有戶外音樂表演，帶個三明治隨處一坐，便能聆賞一曲貝多芬小提琴奏鳴曲或巴哈的無伴奏大提琴，小鎮附近的居民自由加入，即便英倫時常飄雨，一小時音樂迴盪的午後時光讓人不捨離去，並不是只有在音樂廳、戲劇廳展演的表演才是好的表演，兩者呈現方式不同而已。就像宮廷用的小步舞曲，也隨著貼近民眾需求而演進為圓舞曲，每個人都需要音樂的洗禮。

現在台灣的城市與鄉鎮各類的音樂、戲劇演出越來越多元了，我在英倫享受過聽覺的饗宴如今也在各處流動中。回想有段歲月太執著了，忘了音樂、也忘了展覽，忘了放鬆，也忘了初衷，讓自己沉浸在有毒的思維裡，如今想來甚為不值，人生沒有過不去的坎，只要耐心一步一步往前走，終會柳暗花明、撥雲見日。

國家圖書館出版品預行編目（CIP）資料
向日葵再綻：走過療程低谷，把眼淚開成花，一段深刻的身心修復歷程 / 蔡南芳著. -- 初版. --
高雄市：麗文文化事業股份有限公司, 2025.08
面； 公分
ISBN 978-986-490-268-2 (平裝)
1.CST: 癌症 2.CST: 通俗作品
417.8 114007766

向日葵再綻：走過療程低谷，把眼淚開成花，一段深刻的身心修復歷程

作　　者　蔡南芳
發 行 人　楊宏文
編　　輯　張如芷
封面設計　黃士豪
內文排版　魏暐臻

出 版 者　麗文文化事業股份有限公司
802019 高雄市苓雅區五福一路 57 號 2 樓之 2
電話：07-2265267
傳真：07-2233073
購書專線：07-2265267 轉 236
E-mail：order1@liwen.com.tw
LINE ID：@sxs1780d
線上購書：https://www.chuliu.com.tw/
臺北分公司　100003 臺北市中正區重慶南路一段 57 號 10 樓之 12
電話：02-29222396
傳真：02-29220464
法律顧問　林廷隆律師
電話：02-29658212

刷　　次　初版一刷．2025 年 8 月
定　　價　350 元
I S B N　978-986-490-268-2（平裝）

LIWEN
PUBLISHER